独学 登録販売者

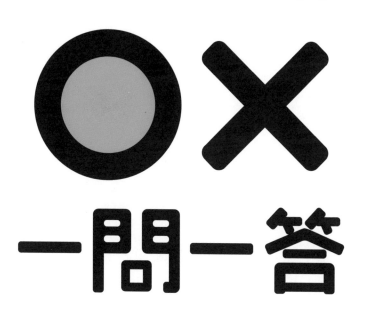

一問一答

薬剤師 吉川泰紀 編

南 山 堂

はじめに

　登録販売者試験は全120問で構成されており，医薬品に関する基礎知識から代表的な成分，人体の基本的な仕組みや，関連する法律といった登録販売者として働く上で土台となる知識が問われる試験です.

　本書は，試験問題を解き慣れること，そして学習理解度を把握することを目的として，登録販売者試験の問題を一問一答形式にまとめた問題集となっています.

　登録販売者試験は各都道府県において施行されていますが，試験問題は，共通して厚生労働省の「試験問題作成に関する手引き」から出題されているため，同様の問題が毎年多数出題される傾向にあります. そのため，本書は，頻出問題を中心に実際の問題に近い文章で作成しています. どのような問題が出題されるのか把握しながら解き進めてみてください.

　また，手軽に解き進めることができるよう可能な限り説明をシンプルに記載しています.

　正答できなかった問題や，理解が不十分な問題に関しては，お手持ちの参考書などを振り返り，問題の基となる箇所およびその前後を再度学習することで理解度の向上や記憶の定着が図れます. 参考書については，姉妹書の「ゼロから完全攻略！登録販売者　独学テキスト」もありますのでぜひ，お手にとってみてください.

　登録販売者は，一般用医薬品に関するアドバイスや医療機関への受診勧奨を通じてセルフメディケーションを支えるための重要な医薬関係者の一員です. 登録販売者を目指される皆様に対し，本書が役立てば幸いです.

　2021年3月

　　　　　　　　　　　　　　　　　　　　　　　　　　吉川泰紀

本書の活用のすすめ

せっかく覚えた知識も，試験で答えられなければ勿体ない！
本書はアウトプットのトレーニングに最適です．
登録販売者を目指す人ならだれでも使って頂ける問題集です．

とくにこんな悩みを
もつ受験者に
お勧めです！

▶試験対策本で知識は覚えた！ 次のステップに進みたい

▶模擬試験をしてみたら，選択肢を２つまで絞れてもそこで迷ってしまった

▶模擬試験でいつも時間が足りない　など

使い方

・過去問題から1,118問を精選，試験問題の傾向を把握しましょう！

・試験でパッと答えられるよう，〇×でどんどん解いて問題文に慣れていきましょう！

・少し慣れたら，時間を計ってチャレンジしてみましょう！

解き終わったあとは，
出来なかった問題を中心に何度も挑戦してみよう！

本書の構成

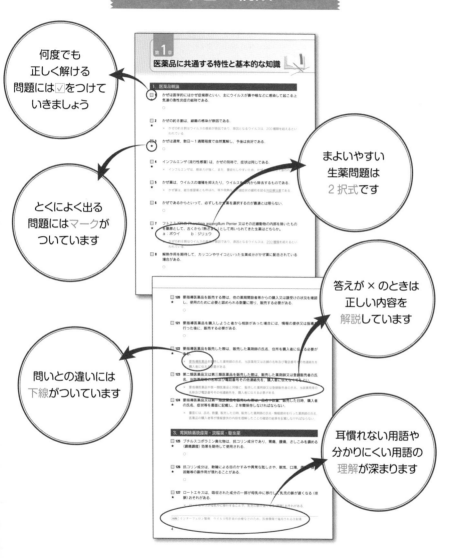

何度でも
正しく解ける
問題には☑をつけて
いきましょう

とくによく出る
問題にはマークが
ついています

問いとの違いには
下線がついています

まよいやすい
生薬問題は
2択式です

答えが×のときは
正しい内容を
解説しています

耳慣れない用語や
分かりにくい用語の
理解が深まります

※下記用語について，本文中では略称で記載しております.
医薬品医療機器等法及び法：医薬品，医療機器等の品質，有効性及び安全性の確保等に関する法律
総合機構：医薬品医療機器総合機構

v

目 次

医薬品に共通する特性と基本的な知識

1. 医薬品概論

☐ 1
★

医薬品が人体に及ぼす作用は複雑，かつ，多岐に渡り，そのすべてが解明されていない．

　○

☐ 2
★

殺虫剤など人体に対して使用されない医薬品は，人体がそれに曝されても健康を害するおそれはない．

　× 誤って人体に使用されれば，健康を害するおそれがあるものがある．

☐ 3

検査薬は検査結果について正しい解釈や判断がなされなくても，人の健康に影響を与えることはない．

　× 治療を受ける機会を失うおそれがあるなど，人の健康に影響を与えることがある．

☐ 4
★

医薬品は，人の疾病の診断，治療若しくは予防に使用されること，又は人の身体の構造や機能に影響を及ぼすことを目的とする．

　○

☐ 5

医薬品は，市販前に十分な有効性，安全性の確認が行われているため，保健衛生上のリスクを考える必要はない．

　× 保健衛生上のリスクを伴うものであることに注意が必要である．

☐ 6

医薬品は，効能効果，用法用量，副作用等の必要な情報が適切に伝達されて，購入者が適切に使用することにより，初めてその役割を十分に発揮する．

　○

☐ 7

一般の生活者は，一般用医薬品に添付されている添付文書を見ただけでは，効能効果や副作用について誤解や認識不足が生じることがある．

　○

☐ 8 医薬品は，市販後にも，医学・薬学等の新たな知見，使用成績等に基づき，その有効
★ 性，安全性等の確認が行われる仕組みになっている．

　　○

☐ 9 医薬品は，知見の積み重ねによって，有効性，安全性等に関する情報が集積されてお
★ り，定期的に新たな情報が付加されるものである．

　　× 定期的ではなく，随時新たな情報が付加されるものである．

☐ 10 医薬品医療機器等法において，医薬品は健康被害の発生の可能性がある場合のみ，異
物等の混入，変質等があってはならないとされている．

　　× 健康被害の発生の可能性の有無にかかわらず，異物等の混入，変質等があってはならない．

☐ 11 医薬品の効果とリスクは，薬物曝露時間と曝露量との積で表現される用量-反応関係に
★ 基づいて評価される．

　　○

☐ 12 医薬品は少量の投与でも，長期投与されれば慢性的な毒性が発現する場合がある．
★
　　○

☐ 13 「無作用量」とは，薬物の効果が発現し，有害反応が発現しない最大の投与量のこと
である．

　　× 効果の発現が検出されない用量である．

☐ 14 医薬品の投与量が治療量上限を超えると，効果よりも有害反応が強く発現する「最小
致死量」となり「中毒量」を経て「致死量」に至る．

　　× 効果よりも有害反応が強く発現する「中毒量」となり「最小致死量」を経て「致死量」に至
る．

☐ 15 医薬品のリスク評価では，医薬品毒性試験法ガイドラインに沿って，がん原性試験や
単回投与毒性試験などの毒性試験が厳格に実施されている．

　　○

---

note 用量-反応関係：薬物用量と生体反応との間に見られる関係のこと

16 薬物の毒性の指標として用いられる 50% 致死量（LD_{50}）は，ヒトを対象とした臨床
★　試験から求められる.

　　× 　動物実験により求められる.

17 ヒトを対象とした臨床試験における効果と安全性の評価基準として，国際的に Good
★　Laboratory Practice（GLP）が制定されている.

　　× 　GLP ではなく，Good Clinical Practice（GCP）.

18 医薬品に対しては製造販売後安全管理基準として Good Vigilance Practice（GVP）が
制定されている.

　　○

19 医薬品は，食品よりもはるかに厳しい安全性基準が要求されている.

　　○

20 いわゆる健康食品は，「花粉症を改善する効果がある」と表示することができる.

　　× 　身体構造や機能に影響する効果を表示できない.

21 栄養機能食品については，「特定の保健機能の表示」ができる.

　　× 　各種ビタミン，ミネラルに対して「栄養機能の表示」ができる.

22 セルフメディケーションとは，「自分自身の健康に責任を持ち，軽度な身体の不調は自
★　分で手当てする」ことである.

　　○

23 健康補助食品（いわゆるサプリメント）の中には，健康被害を生じた例が報告されて
★　いる.

　　○

24 機能性表示食品は，疾病に罹患していない者の健康の維持及び疾病リスクの低減に役
立つ旨又は適する旨を表示するものである.

　　× 　疾病に罹患していない者の健康の維持及び増進に役立つ旨又は適する旨（疾病リスクの低減に
係るものを除く）を表示するものである.

- [ ] **25** 世界保健機関（WHO）の定義によれば，医薬品の副作用には，医薬品の有害かつ意図しない全ての反応が含まれる．

  × 疾病の予防，診断，治療のため，又は身体の機能を正常化するために，人に通常用いられる量で発現する医薬品の有害かつ意図しない反応とされる．

- [ ] **26**
  ★ 医薬品の副作用は，薬理作用によるものとアレルギー（過敏反応）によるものに大別することができる．

  ○

- [ ] **27** ある疾病のために使用された医薬品の作用が，別の疾病に対して症状を悪化させることはない．

  × 複数の疾病を有する人の場合，別の疾病に対して症状を悪化させたり，治療を妨げたりすることがある．

- [ ] **28** 免疫とは，本来，細菌やウイルスなどが人体に取り込まれたとき，人体を防御するために生じる反応である．

  ○

- [ ] **29** アレルギー症状とは，免疫機構が過敏に反応することにより，体の各部位に生じる炎症のことである．

  ○

- [ ] **30** 医薬品によるアレルギーは，外用薬によって引き起こされることはない．

  × 外用薬でも引き起こされることがある．

- [ ] **31**
  ★ 基本的に薬理作用がない添加物であれば，アレルギーを引き起こす原因物質（アレルゲン）となり得ない．

  × アレルゲンとなり得る添加物として，黄色4号，カゼイン，亜硫酸塩等が知られている．

- [ ] **32** 医薬品にアレルギーを起こしたことがない人は，病気に対する抵抗力が低下している状態でもアレルギーを生じることはない．

  × 抵抗力が低下していることで，医薬品がアレルゲンになることがある．

☐ 33 アレルギーには体質的な要素のほか，遺伝的な要素もある．
★
　　　○

☐ 34 医薬品の中には，鶏卵や牛乳を原材料として作られているものがあるため，それらに
　　対するアレルギーがある人では使用を避けなければならない場合がある．
　　　○

☐ 35 一般用医薬品を使用する際は，通常，重大な副作用を回避することよりも，その使用
★　を中断することによる不利益を回避することが優先される．
　　　× 　一般用医薬品においては，通常，重大な副作用の回避が優先される．

☐ 36 医薬品を使用する人が副作用をその初期段階で認識することにより，副作用の種類に
　　応じて速やかに適切に処置し，又は対応し，重篤化の回避が図られることが重要である．
　　　○

☐ 37 副作用は，容易に異変を自覚できるものばかりである．
★
　　　× 　血液や内臓機能への影響のように，直ちに明確な自覚症状として現れないこともある．

☐ 38 医薬品の不適正な使用には，使用する人の誤解や認識不足に起因するものがある．
　　　○

☐ 39 一般用医薬品は，一般の生活者が自らの判断で使用するものである．
　　　○

☐ 40 一般用医薬品を使用して症状を一時的に緩和することができれば，漫然と使い続けて
　　も問題はない．
　　　× 　漫然と使い続けることで，有害事象を招く危険性が増すばかりでなく，適切な治療の機会を失
　　　　うことにもつながりやすい．

☐ 41 小児へ医薬品を使用する際は，大人用のものを半分にして服用させれば，有害事象に
★　つながるおそれはない．
　　　× 　小児への使用を避けるべき医薬品もあるため，安易に使用することで，有害事象につながる危
　　　　険性が高まる．

☐ 42　医薬品は，その目的とする効果に対して副作用が生じる危険性が最小限となるよう，使用する量や使い方が定められている．

　　　○

☐ 43　一般用医薬品には，習慣性・依存性のある成分は含まれていない．
★
　　　×　習慣性・依存性がある成分を含む一般用医薬品があり，しばしば乱用されることが知られている．

☐ 44　薬物依存は，一度形成されても，そこから離脱することは容易である．
★
　　　×　一度，薬物依存が形成されると離脱することは容易ではない．

☐ 45　医薬品の販売等に従事する専門家は，必要以上の大量購入や頻回購入を試みる者に対し，積極的に事情を尋ねるなどの対応を図ることが望ましいとされている．

　　　○

☐ 46　相互作用とは，複数の医薬品を併用したときや，食品と一緒に医薬品を摂取したときに，医薬品の作用が増強することであって，作用が減弱する場合には，相互作用とはいわない．

　　　×　作用が減弱する場合も相互作用という．

☐ 47　相互作用は，医薬品が吸収，代謝，分布又は排泄される過程で起こり，医薬品が薬理
★　作用をもたらす部位では起こらない．

　　　×　相互作用は医薬品が薬理作用をもたらす部位でも起こり得る．

☐ 48　相互作用を回避するには，通常，ある医薬品を使用している期間やその前後を通じて，
★　その医薬品との相互作用を生じるおそれのある医薬品や食品の摂取を控えなければならない．

　　　○

☐ 49　副作用や相互作用のリスクを減らす観点から，緩和を図りたい症状が明確である場合
★　には，なるべくその症状に合った成分のみを配合した医薬品が選択されることが望ましい．

　　　○

[note]　薬物依存：ある薬物の精神的な作用を体験するために，その薬物を連続的，あるいは周期的に摂取することへの強迫（欲求）を常に伴っている行動等によって特徴づけられる精神的・身体的な状態

□ 50　酒類（アルコール）をよく摂取する者は，その代謝機能が高まっていることが多く，アセトアミノフェンの十分な薬効が得られないことがある.

○

□ 51　カフェインを含む総合感冒薬とコーヒーを一緒に服用しても，カフェインの過剰摂取にはならない.

×　コーヒーに含まれるカフェインを一緒に摂取することで，過剰摂取になることがある.

□ 52　外用薬や注射薬の作用や代謝は，食品による影響を受けない.

×　外用薬や注射薬であっても，食品により作用や代謝に影響を受ける可能性がある.

□ 53
★　医薬品の使用上の注意において，おおよそその目安として，乳児は 1 歳未満，幼児は 5 歳未満，小児は 15 歳未満との年齢区分が用いられている.

×　幼児は 5 歳未満ではなく，7 歳未満.

□ 54
★　小児は，大人と比べて身体の大きさに対して腸が長く，服用した医薬品の吸収率が相対的に高い.

○

□ 55
★　小児は，血液脳関門が未発達であるため，吸収されて循環血液中に移行した医薬品の成分が脳に達しやすい.

○

□ 56　7 歳未満の幼児に使用される錠剤やカプセル剤などの医薬品では，服用時に喉につかえやすいので注意するよう添付文書に記載されている.

×　7 歳未満ではなく，5 歳未満の幼児.

□ 57　乳児は医薬品の影響を受けやすく，また状態が急変しやすいため，基本的には医師の診療を受けることが優先され，一般用医薬品による対処は最小限にとどめることが望ましい.

○

[note] 血液脳関門：脳の毛細血管が中枢神経の間質液環境を血液内の組成変動から保護するように働く機能のこと

☐ **58** 医薬品の使用上の注意においては，おおよその目安として 75 歳以上を高齢者という．
★

    × 75 歳以上ではなく，<u>65 歳以上</u>を高齢者という．

☐ **59** 一般に高齢者は生理機能が衰えつつあるので，若年時と比べて副作用を生じるリスク
★ が高くなる．

    ○

☐ **60** 高齢者の場合，基礎体力や生理機能の衰えの度合いは個人差が小さく，年齢のみから
★ どの程度リスクが増大しているかを判断することが容易である．

    × 個人差が<u>大きく</u>，年齢のみから判断することは<u>難しい</u>．

☐ **61** 高齢者は，喉の筋肉が衰えて飲食物を飲み込む力が弱まっている場合があり，内服薬
を使用する際に喉に詰まらせやすい．

    ○

☐ **62** 高齢者は，持病（基礎疾患）を抱えていることが多く，一般用医薬品の使用によって
基礎疾患の治療の妨げとなる場合がある．

    ○

☐ **63** 胎盤には，胎児の血液と母体の血液とが混ざる仕組みがある．
★

    × 胎盤には，胎児の血液と母体の血液とが<u>混ざらない仕組み（血液-胎盤関門）</u>がある．

☐ **64** ビタミン A 含有製剤は，妊娠前後の一定期間に通常の用量を超えて摂取すると，胎児
★ に先天異常を起こす危険性が高まるとされている．

    ○

☐ **65** 医薬品の種類によっては，授乳婦が使用した医薬品の成分の一部が乳汁中に移行する
ことがある．

    ○

☐ **66** 医療機関・薬局で交付された薬剤を使用している人が一般用医薬品を購入する場合，
登録販売者は，その薬剤を処方した医師又は調剤を行った薬剤師に相談するよう説明
する必要がある．

    ○

☐ **67** 生活習慣病等の慢性疾患の治療を受けている者が一般用医薬品を使用しても，治療が妨げられることはない．

　　× 一般用医薬品の使用により，慢性疾患の症状が<u>悪化</u>したり，治療が<u>妨げられる</u>ことがある．

☐ **68**
★ 医薬品を使用したとき，結果的又は偶発的に薬理作用によらない作用を生じることをプラセボ効果（偽薬効果）という．

　　○

☐ **69**
★ プラセボ効果によってもたらされる反応や変化は，望ましいもの（効果）のみである．

　　× <u>不都合なもの</u>（<u>副作用</u>）も起こり得る．

☐ **70**
★ プラセボ効果は，主観的な変化だけでなく，客観的に測定可能な変化として現れることがある．

　　○

☐ **71**
★ 医薬品に配合されている成分が，光（紫外線）によって品質の劣化を引き起こすことはない．

　　× 高温や多湿，光（紫外線）によって<u>品質の劣化</u>を起こしやすいものが多い．

☐ **72** 医薬品は，適切な保管・陳列をすれば，経時変化による品質の劣化は起こらない．

　　× 適切な保管・陳列がなされたとしても，経時変化による品質の劣化は<u>避けられない</u>．

☐ **73**
★ 医薬品の外箱などに記載されている「使用期限」とは，開封後の品質が保持される期限のことをいう．

　　× <u>未開封</u>状態で保管された場合に品質が保持される期限である．

3. 適切な医薬品選択と受診勧奨

☐ **74**
★ 一般用医薬品は，その効能及び効果において人体に対する作用が著しいものである．

　　× その効能及び効果において人体に対する作用が<u>著しくないもの</u>である．

☐ **75**
★ 一般用医薬品の役割の一つとして，生活習慣病に伴う症状の改善が挙げられる．

　　× 生活習慣病などの疾病に伴う<u>症状発現の予防</u>が挙げられる（科学的・合理的に効果が期待できるものに限る）．

☐ **76** セルフメディケーションの主役は一般の生活者である.

○

☐ **77** 一般用医薬品の販売等に従事する専門家においては,科学的な根拠に基づいた正確な情報提供を行い,セルフメディケーションを適切に支援していくことが期待されている.

○

☐ **78**
★ 一般用医薬品の販売等に従事する専門家による情報提供は,必ずしも医薬品の販売に結びつけるものではなく,医療機関の受診を勧めることなどが適切な場合がある.

○

☐ **79** 高熱や激しい腹痛がある場合など,症状が重いときであっても,まずは一般用医薬品を使用することが適切な対処といえる.

× 症状が重いときに,一般用医薬品を使用することは適切な対処とはいえない.

☐ **80**
★ 専門家からの情報提供は,単に専門用語を分かりやすい平易な表現で説明するだけでなく,説明した内容が購入者等にどう理解され行動に反映されているかなどの実情を把握しながら行うことにより,その実効性が高まる.

○

☐ **81**
★ 一般用医薬品の場合,必ずしも情報提供を受けた当人が医薬品を使用するとは限らないことを踏まえ,販売時のコミュニケーションを考える必要がある.

○

☐ **82** 一般用医薬品を販売する際には,その医薬品を使用する人が医療機関で治療を受けていないかについて,購入者に確認する必要がある.

○

☐ **83** 一般用医薬品を販売する際に,その医薬品を使用する人として,小児や高齢者,妊婦が想定されるかについては,購入者に確認する必要が無い.

× 一般用医薬品で対処可能な範囲は,使用する人により変わるため,確認が必要である.

☐ **84** 一般用医薬品を販売する際に，購入者に確認しておきたい事項の一つとして，その医薬品を使用する人が過去にアレルギーや医薬品による副作用の経験があるかが挙げられる．

○

☐ **85**
★ 購入者側に情報提供を受けようとする意識が乏しい場合には，コミュニケーションを図る必要はない．

× 医薬品の使用状況に係る情報を<u>できる限り引き出し</u>，可能な情報提供を行っていく必要がある．

☐ **86** 購入者が医薬品を使用する状況は随時変化する可能性があるため，販売時のコミュニケーションの機会を継続的に確保する必要がある．

○

4. 薬害の歴史

☐ **87** 薬害は，医薬品が十分注意して使用されていれば，起こることはない．

× 医薬品が十分注意して使用されたとしても<u>起こり得る</u>ものである．

☐ **88**
★ サリドマイド訴訟は，サリドマイド製剤を妊婦が使用したことにより，出生児に四肢欠損，耳の障害などの先天異常（サリドマイド胎芽症）が発生したことに対する損害賠償訴訟である．

○

☐ **89**
★ サリドマイドは，鎮咳去痰成分として承認された．

× サリドマイドは<u>催眠鎮静成分</u>として承認された（その鎮静作用を目的として，胃腸薬にも配合された）．

☐ **90** サリドマイドには，副作用として血管新生を妨げる作用があり，また妊婦が摂取した場合，血液-胎盤関門を通過して胎児に移行する．

○

---

note 血管新生：すでに存在する血管から新しい血管が形成されること

☐ 91 サリドマイドの血管新生を妨げる作用は，その光学異性体のうち，一方の異性体（S体）のみが有する作用である．

○

☐ 92 R体のサリドマイドを分離して製剤化すれば，催奇形性を避けることができる．
★

× R体とS体は体内で相互に転換するため，R体を分離して製剤化しても催奇形性は避けられない．

☐ 93 1961年11月，西ドイツ（当時）のレンツ博士がサリドマイド製剤の催奇形性について警告を発し，日本では，同年中に速やかに販売停止及び回収措置が行われた．
★

× 日本での販売停止及び回収措置は1962年9月であるなど，対応の遅さが問題視された．

☐ 94 サリドマイドによる薬害事件をきっかけとして，副作用情報の収集体制の整備が図られることとなった．

○

☐ 95 スモン訴訟とは，整腸剤として販売されたクロロホルム製剤を使用したことにより，亜急性脊髄視神経症（スモン）に罹患したことに対する損害賠償訴訟である．
★

× クロロホルム製剤ではなく，キノホルム製剤．

☐ 96 スモンはその症状として，初期には腹部の膨満感から激しい腹痛を伴う下痢を生じ，次第に下半身の痺れや脱力，歩行困難等が現れる．
★

○

☐ 97 スモン訴訟の和解を踏まえ，スモン患者に対しては，施術費及び医療費の自己負担分の公費負担等の措置が講じられた．

○

☐ 98 スモン訴訟を契機として，医薬品の副作用報告制度が創設された．

× サリドマイド訴訟，スモン訴訟を契機として，医薬品副作用被害救済制度が創設された．

---

note 光学異性体：分子の化学的配列は同じであるが，鏡像関係（鏡に映ったように左右対称の関係）にある化合物で，R体とS体に区別される

99 HIV 訴訟は，血友病患者がヒト免疫不全ウイルス（HIV）が混入した原料血漿から製
★ 造された免疫グロブリン製剤の投与を受けたことにより，HIV に感染したことに対す
る損害賠償訴訟である．

× 免疫グロブリン製剤ではなく，血液凝固因子製剤.

100 HIV 訴訟は，国及び製薬企業を被告として，大阪地裁，東京地裁に提訴され，1996
年 3 月に両地裁で和解が成立した．

○

101 HIV 訴訟の和解を踏まえ，国は製薬企業に対し，従来の副作用報告に加えて感染症報
★ 告を義務づけた．

○

102 CJD 訴訟は，脳外科手術等に用いられていたウシ乾燥硬膜を介してクロイツフェル
★ ト・ヤコブ病（CJD）に罹患したことに対する損害賠償訴訟である．

× ウシ乾燥硬膜ではなく，ヒト乾燥硬膜.

103 CJD は，タンパク質の一種であるプリオンが原因とされている．
★ ○

104 CJD は，認知症に類似した症状が現れ，死に至る重篤な神経難病である．

○

105 CJD 訴訟の和解を踏まえ，緊急に必要とされる医薬品を迅速に供給するための「緊急
★ 輸入」制度が創設された．

× CJD 訴訟や HIV 訴訟を契機として，生物由来製品による感染等被害救済制度の創設がなされ
た.

第1章

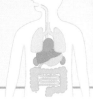

人体の働きと医薬品

1. 消化器系

□ 1
★
消化管は，口腔から肛門まで続く管で，平均的な成人で全長約9mある．

　○

□ 2
消化腺には，唾液腺，肝臓，胆嚢，腎臓が含まれる．

　× 唾液腺，肝臓，胆嚢，膵臓が含まれる．

□ 3
★
機械的消化とは，消化液に含まれる消化酵素の作用によって飲食物を分解することをいう．

　× 咀嚼や消化管の運動などにより内容物を細かくして消化液と混和し，化学的消化を容易にすることをいう．

□ 4
歯槽骨の中に埋没している歯の部分を歯冠という．

　× 歯冠ではなく，歯根．

□ 5
★
歯冠の表面はエナメル質で覆われ，エナメル質の下に象牙質と呼ばれる硬い骨状の組織があり，神経や血管が通る歯髄を取り囲んでいる．

　○

□ 6
唾液には，デンプンをデキストリンや麦芽糖に分解する消化酵素のプチアリンが含まれる．

　○

□ 7
唾液によって口腔内のpHは弱アルカリ性に保たれ，酸による歯の齲蝕を防いでいる．

　× 口腔内のpHはほぼ中性に保たれ，酸による歯の齲蝕を防いでいる．

□ 8
飲食物を嚥下する際には，喉頭の入り口の弁（喉頭蓋）が開くことで，飲食物が喉頭や気管に流入せずに食道に送られる．

　× 飲食物を嚥下する際には，喉頭蓋が反射的に閉じる．

□ 9　嚥下された飲食物は，重力によって胃に落ち込む．

　　　× 　重力でなく，<u>食道の運動</u>によって胃に送られる．

□ 10　食道の上端と下端には括約筋がある．
★
　　　○

□ 11　食道から胃に内容物が送られてくると，その刺激に反応して胃壁の平滑筋が弛緩し，容積が拡がる．

　　　○

□ 12　ペプシノーゲンは胃酸によって，タンパク質を消化する酵素であるペプトンになる．
★
　　　× 　ペプトンではなく，<u>ペプシン</u>．

□ 13　胃液分泌と粘液分泌のバランスが崩れると，胃液により胃の内壁が損傷を受けることがある．
★
　　　○

□ 14　胃粘液に含まれる成分は，小腸におけるビタミンAの吸収に重要な役割を果たしている．
★
　　　× 　ビタミンAではなく，<u>ビタミンB12</u>．

□ 15　胃内における内容物の滞留時間は，炭水化物主体の食品の場合には比較的長く，脂質分の多い食品の場合には比較的短い．

　　　× 　炭水化物主体の食品の場合には比較的<u>短く</u>，脂質分の多い食品の場合には比較的<u>長い</u>．

□ 16　小腸は，全長6〜7mの臓器で，十二指腸，空腸，回腸の3部分に分かれる．

　　　○

□ 17　十二指腸の上部を除く小腸の内壁には輪状のひだがあり，その粘膜表面は絨毛に覆われ，絨毛を構成する細胞の表面には，さらに微絨毛が密生して吸収効率を高めている．
★
　　　○

---

note 括約筋：食道や肛門，尿道などに存在する輪状の筋肉

□ 18 膵液は酸性で，胃で弱酸性となった内容物をさらに酸性にする.

　　× 膵液は弱アルカリ性で，胃で酸性となった内容物を中和する.

□ 19 膵臓は，消化腺であるとともに，血糖値を調節するホルモン（インスリン及びグルカ
★ 　ゴン）等を血液中に分泌する内分泌腺でもある.

　　○

□ 20 胆嚢は，膵臓で産生された胆汁を濃縮して蓄える器官である.

　　× 膵臓ではなく，肝臓.

□ 21 胆汁に含まれる胆汁酸塩（コール酸，デオキシコール酸等の塩類）は，脂溶性ビタミ
　　ンの吸収を助ける.

　　○

□ 22 肝臓は，グリコーゲンや脂溶性ビタミンのほか，水溶性ビタミンの貯蔵臓器でもある.
★
　　○

□ 23 アルコールは胃や小腸で吸収されると肝臓へと運ばれて，一度アンモニアへと代謝さ
★ 　れたのち，さらに代謝されて尿素になる.

　　× 肝臓で一度アセトアルデヒドに代謝されたのち，さらに代謝されて酢酸となる.

□ 24 肝臓では，必須アミノ酸以外のアミノ酸を生合成することができる.

　　○

□ 25 大腸の内壁には輪状のひだがあり，その粘膜表面は絨毛（柔突起ともいう）に覆われ
★ 　ている.

　　× 大腸の内壁粘膜には絨毛がない.

□ 26 腸の内容物が，大腸の運動によって腸管内を通過するに従って水分とナトリウム，カ
　　リウム，リン酸等の電解質の吸収が行われ，固形状の糞便が形成される.

　　○

□ **27** 大腸の腸内細菌は，血液凝固や骨へのカルシウム定着に必要なビタミンＤを産生している.

× ビタミンＤではなく，ビタミンK.

□ **28**
★ 通常，糞便の成分の大半は食物の残滓で，水分は約5%に過ぎない.

× 成分の大半は水分で，食物の残滓は約5%に過ぎない.

□ **29** 通常，糞便は直腸に滞留している.

× 下行結腸，Ｓ状結腸に滞留し，直腸は空になっている.

第
2
章

2. 呼吸器系

□ **30**
★ 呼吸器系は，鼻腔，咽頭，喉頭，気管，気管支，肺からなる.

○

□ **31** 鼻汁にはトリプシンが含まれ，かぜやアレルギーのときには，防御反応として大量に分泌されるようになる.

× トリプシンではなく，リゾチーム.

□ **32**
★ 咽頭は消化管と気道の両方に属する.

○

□ **33** 咽頭は，発声器としての役割があり，呼気で咽頭上部にある声帯を振動させて声が発せられる.

× 喉頭は，発声器としての役割があり，呼気で喉頭上部にある声帯を振動させて声が発せられる.

□ **34**
★ 咽頭の後壁にある扁桃はリンパ組織が集まってできており，気道に侵入してくる細菌，ウイルス等に対する免疫反応が行われる.

○

□ **35** 喉頭から肺へ向かう気道が左右の肺へ分岐するまでの部分を気管支という.

× 気管支ではなく，気管.

☐ 36 肺自体には肺を動かす筋組織がない．

★

　　○

☐ 37 肺胞はガス交換を行うため，粘液層や線毛によって保護されていない．

　　○

☐ 38 肺では，肺胞の壁を介して，心臓から送られてくる血液から二酸化炭素が肺胞気中に

★　　拡散し，代わりに酸素が血液中の白血球に取り込まれるガス交換が行われる．

　　×　白血球ではなく，<u>赤血球</u>．

3. 循環器系

☐ 39 心臓の内部は上部左右の心房，下部左右の心室の４つの空洞に分かれている．

★

　　○

☐ 40 肺でのガス交換が行われた血液は，心臓の右側部分（右心房，右心室）に入り，そこ

★　　から全身に送り出される．

　　×　心臓の右側部分（右心房，右心室）ではなく，心臓の<u>左側部分（左心房，左心室）</u>．

☐ 41 心臓が収縮したときの血圧を最小血圧，弛緩したときの血圧を最大血圧という．

　　×　心臓が収縮したときの血圧を<u>最大血圧</u>，弛緩したときの血圧を<u>最小血圧</u>という．

☐ 42 静脈にかかる圧力は比較的低いため，静脈の血管壁は動脈よりも薄い．

★

　　○

☐ 43 毛細血管の薄い血管壁を通して二酸化炭素と栄養分が血液中から組織へ運び込まれ，

★　　それと交換に酸素や老廃物が組織から血液中に取り込まれる．

　　×　<u>酸素</u>と栄養分が血液中から組織へ運び込まれ，<u>二酸化炭素</u>や老廃物が組織から血液中へ取り込
　　　まれる．

☐ 44 消化管壁を通っている毛細血管の大部分は，門脈と呼ばれる血管に集まって肝臓に入

★　　る．

　　○

□ **45** 血漿の 90％以上が水分からなり，アルブミン，グロブリンなどのタンパク質のほか，微量の脂質，糖質，電解質を含む.

○

□ **46**
★ 血液の粘稠性は，主として血漿の水分量や血中脂質量で決まり，赤血球の量はほとんど影響を与えない.

× 血液の粘稠性は，水分量や赤血球の量で決まり，血中脂質量はほとんど影響を与えない.

□ **47** 赤血球は，血液全体の約 60％を占め，赤い血色素であるフィブリノゲンを含む.

× 血液全体の約 40％を占め，赤い血色素であるヘモグロビンを含む.

□ **48** 白血球の約 60％を占めている好中球は，感染が起きた組織に遊走して集まり，細菌やウイルス等を食作用によって取り込んで分解する.

○

□ **49** リンパ球には細菌，ウイルス等の異物を認識する B 細胞リンパ球や，それらに対する抗体を産生する T 細胞リンパ球がある.

× 異物を認識するのが T 細胞リンパ球，抗体を産生するのが B 細胞リンパ球である.

□ **50** 単球は，白血球の中で最も大きく，血管壁を通り抜けて組織の中に入り込むことができない.

× 血管壁を通り抜けて組織中に入り込むことができ，組織中ではマクロファージ（貪食細胞）と呼ばれる.

□ **51** 血管が損傷すると，損傷部位に血小板が粘着，凝集して傷口を覆う.

○

□ **52** 脾臓の主な働きは，脾臓内を流れる血液から古くなった赤血球を濾し取って処理することである.

○

□ **53**
★ リンパ系には心臓のようにポンプの働きをする器官がなく，リンパ液の流れは主に骨格筋の収縮によるものである.

○

第2章

□ **54**　リンパ管は互いに合流して次第に太くなり，最終的に鎖骨の下にある動脈につながる．

★

　　　　× 動脈ではなく，静脈．

4. 泌尿器系

□ **55**　糸球体の外側を袋状のボウマン嚢が包み込んでおり，これを腎小体という．

★

　　　　○

□ **56**　糸球体から 1 本の尿細管が伸びて，糸球体と尿細管とで腎臓の基本的な機能単位（ネ

★　　フロン）を構成している．

　　　　× ボウマン嚢から 1 本の尿細管が伸びて，腎小体と尿細管とでネフロンを構成している．

□ **57**　尿細管では，原尿中のブドウ糖やアミノ酸等の栄養分及び血液の維持に必要な水分や

　　　電解質が再吸収される．

　　　　○

□ **58**　腎臓には内分泌腺としての機能もあり，骨髄における白血球の産生を促進するホルモ

★　　ンを分泌する．

　　　　× 白血球ではなく，赤血球．

□ **59**　副腎は，腎臓の上部に附属し，副腎皮質からはアドレナリンとノルアドレナリンが，

★　　副腎髄質からはアルドステロンが産生・分泌される．

　　　　× 副腎皮質からはアルドステロンといった副腎皮質ホルモンが，副腎髄質からはアドレナリンと
　　　　　ノルアドレナリンが産生・分泌される．

□ **60**　アルドステロンは，体内に塩分と水を貯留し，カリウムの排泄を促す作用がある．

　　　　○

□ **61**　尿は健康な状態であれば細菌等の微生物が存在しない．

★

　　　　○

□ **62**　膀胱の出口にある排尿筋が緩むと，同時に膀胱壁の膀胱括約筋が収縮し，尿が尿道へ

　　　と押し出される．

　　　　× 膀胱の出口にある膀胱括約筋が緩むと，同時に膀胱壁の排尿筋が収縮する．

☐ **63** 女性は，尿道が長いため，細菌などが侵入したとき膀胱まで感染を生じにくい．

　　× 女性は，尿道が短いため，膀胱まで感染を生じやすい．

☐ **64** 高齢者は，膀胱や尿道の括約筋の働きによって排尿を制御する機能が低下し，また，膀胱の容量が小さくなるため，尿失禁を起こしやすくなる．

　　○

5. 感覚器官

☐ **65**
★
角膜には血管が通っており，房水を介さずに栄養分や酸素が供給される．

　　× 透明な角膜や水晶体には血管が通っておらず，房水によって栄養分や酸素が供給される．

☐ **66** 角膜により瞳孔を散大・縮小させて眼球内に入る光の量を調節している．

　　× 角膜ではなく，虹彩．

☐ **67** 角膜に射し込んだ光は，角膜，房水，水晶体，硝子体を透過しながら屈折して網膜に焦点を結ぶ．

　　○

☐ **68**
★
水晶体は，その周りを囲んでいる毛様体の収縮・弛緩によって，近くの物を見るときには丸く厚みが増し，遠くの物を見るときには扁平になる．

　　○

☐ **69** 結膜には光を受容する細胞（視細胞）が密集していて，個々の視細胞は神経線維につながり，それが束なって眼球の後方で視神経となる．

　　× 結膜ではなく，網膜．

☐ **70**
★
結膜の充血では白目の部分だけでなく眼瞼の裏側も赤くなる．

　　○

☐ **71** 雪眼炎は，紫外線を含む光に長時間曝されることにより，網膜の上皮が損傷を起こした状態である．

　　× 網膜ではなく，角膜．

□ 72　視細胞が光を感じる反応に不可欠なビタミンＡの不足は，夜盲症の原因となる.
★
　　　○

□ 73　眼球を上下左右斜めの各方向に向けるため，8本の眼筋が眼球側面の強膜につながっ
★　　ている.

　　　×　8本ではなく，6本.

□ 74　眼精疲労は，眼筋の疲労のほか，毛様体の疲労や，涙液の供給不足を生じるといった
　　　全身症状を伴わない生理的な目の疲れである.

　　　×　生理的な目の疲れではなく，慢性的な目の疲れに肩こり，頭痛等の全身症状を伴う場合を指
　　　　　す.

□ 75　鼻腔上部の粘膜にある特殊な神経細胞（嗅細胞）を，においの元となる物質の分子が
　　　刺激すると，その刺激が脳の嗅覚中枢へ伝えられる.

　　　○

□ 76　においに対する感覚は非常に鋭敏であり，長時間同じにおいを嗅いでいても，そのに
★　　おいをいつまでも感じる.

　　　×　非常に鋭敏であるが順応を起こしやすいため，長時間同じにおいを嗅いでいると次第にそのに
　　　　　おいを感じなくなる.

□ 77　鼻中隔の前部は粘膜が薄いが，毛細血管をほとんど含まないので，鼻出血を起こしに
★　　くい.

　　　×　毛細血管が豊富に分布しており，鼻出血を起こしやすい.

□ 78　副鼻腔は，いずれも鼻腔と細い管でつながっている.

　　　○

□ 79　副鼻腔に入った埃の粒子は，粘液に捉えられて線毛の働きによって鼻腔内へ排出され
★　　る.

　　　○

□ 80　外耳は，側頭部から突出した耳介と，耳介で集められた音を鼓膜まで伝導する外耳道
　　　からなる.

　　　○

□ 82　内耳は，平衡器官である蝸牛と，聴覚器官である前庭の2つの部分からなる.

　　×　聴覚器官である蝸牛と，平衡器官である前庭の2つの部分からなる.

□ 83　前庭は，水平・垂直方向の加速度を感知する部分（耳石器官）と，体の回転や傾きを
★　　感知する部分（半規管）に分けられる.

　　○

□ 84　蝸牛の内部はリンパ液で満たされているが，前庭の内部は空洞である.
★
　　×　いずれの内部もリンパ液で満たされている.

6. 運動器官

□ 85　皮膚には熱交換の機能があり，体温が上がり始めると，皮膚を通っている毛細血管が
★　　収縮し，体外へ多くの熱を排出する.

　　×　毛細血管に血液がより多く流れるように血管が開き，体外へより多くの熱を排出する.

□ 86　ヒトの皮膚の表面には常に一定の微生物が付着しており，それら微生物の存在によっ
　　て，皮膚の表面での病原菌の繁殖が抑えられている.

　　○

□ 87　角質層は，細胞膜が丈夫な線維性のセラミドでできた板状の角質細胞と，ケラチンを
★　　主成分とする細胞間脂質で構成されている.

　　×　線維性のタンパク質（ケラチン）でできた板状の角質細胞と，セラミドを主成分とする細胞間
　　脂質で構成されている.

□ 88　皮膚に物理的な刺激が繰り返されると角質層が肥厚して，たこやうおのめができる.

　　○

□ 89　メラニン色素は，真皮の最下層にあるメラニン産生細胞（メラノサイト）で産生され
★　　る.

　　×　真皮ではなく，表皮.

□ 90　真皮は，線維芽細胞とその細胞で産生された線維性のタンパク質（コラーゲン等）か
★　　らなる結合組織の層で，毛細血管や知覚神経の末端が通っている.

　　　○

□ 91　皮下組織は，脂肪細胞が多く集まって皮下脂肪層となっている.

　　　○

□ 92　汗腺には，腋窩（わきのした）などの毛根部に分布するエクリン腺と，手のひらなど
★　　毛根がないところも含め全身に分布するアポクリン腺の2種類がある.

　　　×　毛根部に分布するのがアポクリン腺（体臭腺），全身に分布するエクリン腺である.

□ 93　骨の基本構造は，主部となる骨質，骨質表面を覆う骨膜，骨質内部の骨髄，骨の接合
　　　部にある関節軟骨の4組織からなる.

　　　○

□ 94　血漿は，骨髄で産生される造血幹細胞から分化し，体内に供給されている.

　　　×　血漿ではなく，血球（赤血球，白血球，血小板）.

□ 95　成長が停止した骨においては，骨吸収のみ行われ，骨形成は行われない.
★

　　　×　成長が停止した後も一生を通じて破壊（骨吸収）と修復（骨形成）が行われている.

□ 96　骨組織を構成する無機質は骨に硬さを与え，有機質（タンパク質及び多糖体）は骨の
　　　強靭さを保つ.

　　　○

□ 97　筋組織は，その機能や形態によって，骨格筋と平滑筋に分類される.
★

　　　×　骨格筋，平滑筋，心筋に分類される.

□ 98　骨格筋は，横紋筋とも呼ばれ，自分の意識どおりに動かすことができる随意筋である.
★
　　　○

□ 99　平滑筋は，横縞模様がなく，比較的弱い力で持続的に収縮する特徴がある.
★
　　　○

7. 脳や神経系の働き

☐ **100** 視床下部には，呼吸を調節する呼吸中枢がある．

　　× 呼吸を調節する呼吸中枢や心拍数を調節する心臓中枢は，延髄に存在する．

☐ **101** 脳の血管は末梢に比べて物質の透過に関する選択性が高く，タンパク質などの大分子
★ は血液中から脳の組織へ移行しやすい．

　　× タンパク質などの大分子や小分子でもイオン化した物質は血液中から脳の組織へ移行しにく
　　い．

☐ **102** 脳において，酸素の消費量は全身の約 20％と多いが，ブドウ糖の消費量は全身の約
★ 5％と少ない．

　　× ブドウ糖の消費量は全身の約 25％と多い．

☐ **103** 脊髄は脊椎の中にあり，脳と末梢の間で刺激を伝えるほか，末梢からの刺激の一部に
対して脳を介さずに刺激を返す場合がある．

　　○

☐ **104** 末梢神経系は，随意運動，知覚等を担う体性神経系と，生命や身体機能の維持のため
無意識に働いている機能を担う自律神経系からなる．

　　○

☐ **105** 交感神経系が活発になると，心拍数が減少し，気管や気管支が収縮する．
★

　　× 心拍数が増加し，気管や気管支が拡張する．

☐ **106** 交感神経系が活発になると，瞳孔は散大する．
★

　　○

☐ **107** 副交感神経系が活発になると，胃液の分泌亢進や，腸の運動亢進が起こる．
★

　　○

☐ **108** 副交感神経系が活発になると，膀胱の排尿筋が弛緩し，排尿が抑制される．
★

　　× 膀胱の排尿筋が収縮し，排尿が促進される．

第2章

☐ **109** 全身に広く分布する汗腺を支配する交感神経線維の末端では，例外的にアセチルコリンが放出される.

○

☐ **110** 内服した医薬品が全身作用を現わすまでには，消化管からの吸収，代謝と作用部位への分布という過程を経る.
★

○

☐ **111** 内服薬は，全身作用を示すものが多いが，膨潤性下剤のように，有効成分が消化管内で作用するものもあり，その場合に現れる作用は局所作用である.

○

☐ **112** 錠剤やカプセル剤等の固形剤の有効成分は小腸で溶出するものが大部分である.

× 腸溶性製剤のような特殊なものを除き，胃で溶出するものが大部分である.

☐ **113** 一般に，消化管からの吸収は，消化管が積極的に医薬品成分を取り込む現象である.
★

× 濃度の高い方から低い方へ受動的に拡散していく現象である.

☐ **114** 消化管で吸収される内服薬の有効成分の吸収量や吸収速度は，消化管内容物や他の医薬品の作用によって影響を受けることはない.
★

× 消化管内容物や他の医薬品の作用によって影響を受ける.

☐ **115** 一般に，坐剤は内服の場合よりも全身作用が速やかに現れる.
★

○

☐ **116** 鼻腔粘膜の下には毛細血管が豊富なため，点鼻薬の成分は循環血液中に移行しやすく，初めに肝臓で代謝を受けることなく全身に分布するため，全身性の副作用を生じることがある.

○

□ **117** 医薬品の有効成分が代謝を受けた場合，作用を失ったり，体外へ排泄されやすい水溶
★ 性の物質に変化したりするが，作用が現れることはない．

   × 有効成分が代謝を受けることで，作用が現れる（代謝的活性化）場合もある．

□ **118** 肝機能が低下した人では医薬品を代謝する能力が低いため，正常な人に比べて効き目
★ が過剰に現れたり，副作用を生じやすくなったりする．

   ○

□ **119** 有効成分が血漿タンパク質と結合して複合体を形成することで，薬物代謝酵素による
★ 代謝を受けやすくなる．

   × 複合体を形成した有効成分の分子は，薬物代謝酵素の作用で代謝されない．

□ **120** 腎機能が低下した人では，正常な人よりも有効成分の尿中への排泄が早まるため，医
★ 薬品の効き目が十分に現れず，副作用も生じにくい．

   × 腎機能の低下により，有効成分の排泄が遅れ，効き目が過剰に現れたり，副作用を生じやすい．

□ **121** 有効成分の血中濃度はある時点でピークに達し，その後は低下していくが，これは吸
★ 収・分布の速度が代謝・排泄の速度を上回るためである．

   × 代謝・排泄の速度が吸収・分布の速度を上回るためである．

□ **122** 全身作用を目的とする医薬品の多くは，使用後の一定期間，その有効成分の血中濃度
    が有効域（治療域ともいう）に維持されるよう，使用量及び使用間隔が定められている．

   ○

□ **123** 口腔内崩壊錠は，口の中の唾液で速やかに溶ける工夫がなされているため，水なしで
★ 服用することができる．

   ○

□ **124** チュアブル錠は，飲み込まずに口の中で舐めて，徐々に溶かして使用する．
★
   × チュアブル錠は，舐めたり噛み砕いたりして服用する剤形であり，水なしでも服用できる．

□ **125** 腸溶錠が飲みにくい場合には，口中で噛み砕いて服用してもよい．

   × 錠剤の中でも腸溶は特に噛み砕いて服用してはならない．

□ 126 カプセル剤は，カプセルの原材料としてゼラチンが広く用いられており，ゼラチンに対してアレルギーを持つ人は使用を避けるなどの注意が必要である.

○

□ 127 一般的に適用部位を水から遮断したい場合には，クリーム剤を用いることが多い.
★

× クリーム剤ではなく，軟膏剤.

9. 症状からみた主な副作用

□ 128 ショック（アナフィラキシー）は，生体異物に対する即時型のアレルギー反応の一種である.

○

□ 129 皮膚粘膜眼症候群は，38℃以上の高熱を伴って，発疹・発赤，火傷様の水疱等の激し
★ い症状が比較的短時間のうちに全身の皮膚，口，眼等の粘膜に現れる病態である.

○

□ 130 中毒性表皮壊死融解症の症例の多くが皮膚粘膜眼症候群の進展型とみられ，いずれも
★ 発症機序が解明されている.

× いずれも発症機序の詳細は不明であり，発症の予測は困難である.

□ 131 皮膚粘膜眼症候群と中毒性表皮壊死融解症は，いずれも原因医薬品の使用開始後1ヵ月以上経ってから起こることが多い.

× 使用開始後2週間以内に発症することが多いが，1ヵ月以上経ってから起こることもある.

□ 132 医薬品により生じる肝機能障害は，有効成分又はその代謝物の直接的肝毒性による中毒性のものであり，アレルギー性のものはない.

× 中毒性のものと，アレルギー性のものに大別される.

□ 133 黄疸とは，アルブミンが胆汁中へ排出されず血液中に滞留することにより生じる，皮
★ 膚や白眼が黄色くなる病態である.

× アルブミンではなく，ビリルビン（黄色色素）.

☐ **134** 偽アルドステロン症とは，副腎皮質からのアルドステロン分泌が増加していないにも
★ かかわらず，体内に塩分（ナトリウム）と水が貯留し，体からカリウムが失われるこ
とによって生じる病態である．

○

☐ **135** ステロイド性抗炎症薬や抗癌薬の使用により，血液中の白血球（好中球）が減少し，
細菌やウイルスの感染に対する抵抗力が弱くなることがある．

○

☐ **136** 精神神経症状の発生は，医薬品の大量服用や長期連用，乳幼児への適用外の使用等の
不適正な使用がなされた場合に限られる．

× 通常の用法・用量でも発生することがある．

☐ **137** 無菌性髄膜炎の大部分は細菌が原因と考えられているが，医薬品の副作用等によって
生じることもある．

× 髄膜炎のうち，髄液に細菌・真菌が検出されないものを無菌性髄膜炎といい，大部分はウイル
スが原因と考えられている．

☐ **138** 無菌性髄膜炎は，医薬品の副作用が原因の場合，全身性エリテマトーデス，混合性結
★ 合組織病，関節リウマチ等の基礎疾患がある人で発症リスクが高い．

○

☐ **139** 消化性潰瘍は，胃や十二指腸の粘膜表面のみの欠損であり，粘膜筋板までは欠損して
★ いない状態である．

× 胃や十二指腸の粘膜組織が傷害されて，その一部が粘膜筋板を超えて欠損する状態である．

☐ **140** イレウスとは，腸内容物の通過が阻害された状態をいう．
★
○

☐ **141** イレウスでは嘔吐がない場合でも脱水状態となることがある．

○

note 全身性エリテマトーデス：膠原病の一種で，頬に赤い発疹，手指の腫れと関節炎等の症状が現れる
混合性結合組織病：膠原病の重複症候群の中のひとつの病型で，手指の蒼白化（レイノー現象），多
発関節炎，皮膚の硬化等の症状が現れる
粘膜筋板：消化管の粘膜層に存在する平滑筋の薄層

第2章

☐ 142 間質性肺炎は，気管支又は肺胞が細菌に感染して炎症を生じたものである.
★
　　　×　肺胞と毛細血管を取り囲んで支持している組織（間質）が炎症を起こしたものである.

☐ 143 間質性肺炎が悪化することで，肺線維症に移行することがある.
　　　○

☐ 144 一般的に，間質性肺炎は医薬品の使用開始から1～2ヵ月程度経ってから起きること
★　　が多い.
　　　×　一般的に，使用開始から1～2週間程度経ってから起きることが多い.

☐ 145 喘息は，原因となる医薬品の使用開始から1～2日のうちに鼻水・鼻づまりが現れ，続
★　　いて咳，喘鳴及び呼吸困難を生じる.
　　　×　使用後，短時間（1時間以内）のうちに症状が生じる.

☐ 146 喘息は呼吸器系に現れる副作用であり，坐薬で誘発されることはない.
★
　　　×　坐薬や外用薬でも誘発されることがある.

☐ 147 鬱血性心不全とは，全身が必要とする量の血液を心臓から送り出すことができなくな
　　　り，肺に血液が貯留して，息切れや足のむくみといった種々の症状を示す疾患である.
　　　○

☐ 148 不整脈とは，心筋の自動性や興奮伝導の異常が原因で心臓の拍動リズムが乱れる病態
　　　で，めまい，動悸等の症状が現れるが，失神することはない.
　　　×　不整脈の種類によっては失神（意識消失）することもある.

☐ 149 交感神経系の機能を抑制する作用がある成分が配合された医薬品を使用すると，尿が
　　　出にくい，尿が少ししか出ない，残尿感がある等の症状を生じることがある.
　　　×　交感神経系ではなく，副交感神経系.

☐ 150 医薬品による排尿困難や尿閉の症状は，男性のみで報告されている.
★
　　　×　男性に限らず女性においても報告されている.

□ **151** 接触皮膚炎は，医薬品が触れた皮膚の部分にのみ生じ，正常な皮膚との境界がはっき
★　　りしているのが特徴である．

　　　○

□ **152** 接触皮膚炎は，原因となった医薬品との接触がなくなれば，通常は 1 週間程度で症状
　　　は治まり，再びその医薬品に触れても再発はしない．

　　　×　再びその医薬品に触れると再発する．

□ **153** 光線過敏症が現れた場合，原因と考えられる医薬品の使用を中止し，患部を洗浄し，
★　　遮光して速やかに医師の診療を受ける必要がある．

　　　○

□ **154** 薬疹は，あらゆる医薬品で起きる可能性があり，特に，発熱を伴って眼や口腔粘膜に
　　　異常が現れた場合は，急速に皮膚粘膜眼症候群や，中毒性表皮壊死融解症等の重篤な
　　　病態へ進行することがある．

　　　○

□ **155** 薬疹は，医薬品が原因で起こるものであり，暴飲暴食や肉体疲労が誘因となって現れ
　　　ることはない．

　　　×　それまで薬疹を経験したことがない人であっても，暴飲暴食や肉体疲労が誘因となって現れる
　　　　　ことがある．

主な医薬品とその作用

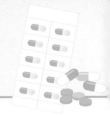

1. かぜ薬

☐ **1**
★
かぜは医学的にはかぜ症候群といい，主にウイルスが鼻や喉などに感染して起こる上気道の急性炎症の総称である．

○

☐ **2**
★
かぜの約8割は，細菌の感染が原因である．

× 約8割は<u>ウイルス</u>の感染が原因であり，原因となるウイルスは，200種類を超えるといわれている．

☐ **3**
★
かぜは通常，数日～1週間程度で自然寛解し，予後は良好である．

○

☐ **4**
★
インフルエンザ（流行性感冒）は，かぜの別称で，症状は同じである．

× 感染力が強く，また，重症化しやすいため，<u>かぜとは区別して扱われる</u>．

☐ **5**
★
かぜ薬は，ウイルスの増殖を抑えたり，ウイルスを体内から除去するものである．

× 総合感冒薬とも呼ばれ，咳や発熱などの諸症状の緩和を図る<u>対症療法薬</u>である．

☐ **6**
かぜであるからといって，必ずしもかぜ薬を選択するのが最適とは限らない．

○

☐ **7**
★
サリチルアミドが配合されたかぜ薬は，水痘（水疱瘡）又はインフルエンザにかかっている15歳未満の小児への使用を避ける必要がある．

○

☐ **8**
解熱作用を期待して，カッコンやサイコといった生薬成分がかぜ薬に配合されている場合がある．

○

☐ **9** インフルエンザの流行期に小児用かぜ薬を販売する場合，解熱鎮痛成分がアスピリンからなるかぜ薬の選択を提案したりする等の対応を図ることが重要である．

　　✕　アスピリンは，一般用医薬品において小児に使用しないこととなっているため，<u>アセトアミノフェンや生薬成分</u>からなるかぜ薬の選択を提案する等の対応が重要である．

☐ **10** ジフェンヒドラミン塩酸塩や，クレマスチンフマル酸塩には，咳を抑える作用がある．

　　✕　抗ヒスタミン成分であり，<u>くしゃみや鼻汁を抑える作用がある</u>．

☐ **11** ヨウ化イソプロパミドは，アドレナリン作動成分であり，鼻粘膜の充血を和らげ，気管・気管支を拡げることを目的に配合されている．

　　✕　抗コリン成分であり，<u>くしゃみや鼻汁を抑える作用がある</u>．

☐ **12**
★　　メチルエフェドリン塩酸塩や，プソイドエフェドリン塩酸塩には依存性があることが知られている．

　　○

☐ **13**
★　　コデインリン酸塩やノスカピンは，鼻粘膜や喉の炎症による腫れを和らげる抗炎症成分である．

　　✕　延髄の咳嗽中枢に作用して<u>咳を抑える作用</u>を示す<u>鎮咳成分</u>である．

☐ **14**
★　　セミアルカリプロティナーゼ，ブロメラインは，血液凝固異常のある人では出血傾向を悪化させるおそれがある．

　　○

☐ **15** トラネキサム酸は，体内での起炎物質の産生を抑制することで炎症の発生を抑え，腫れを和らげる．

　　○

☐ **16** グリチルリチン酸は，化学構造が非ステロイド性抗炎症成分に類似しており，抗炎症作用を示すと考えられている．

　　✕　化学構造が<u>ステロイド性抗炎症成分</u>に類似しており，抗炎症作用を示すと考えられている．

☐ **17**
★　　グリチルリチン酸を大量に摂取すると，偽アルドステロン症を生じるおそれがある．

　　○

第3章

☐ **18** 麻黄湯や葛根湯，小青竜湯には，構成生薬としてマオウを含む.
★

　　○

☐ **19** 葛根湯は，感冒の初期であれば，体力の程度にかかわらずだれにでも適している.
★

　　× 体力中等度以上のものの感冒の初期（汗をかいていないもの），鼻かぜ，鼻炎，頭痛，肩こり，
　　　筋肉痛，手や肩の痛みに適すとされる.

☐ **20** 麻黄湯は，体力充実したかぜの後期の諸症状に適している.
★

　　× 体力充実して，かぜのひきはじめで，寒気がして発熱，頭痛があり，咳が出て身体のふしぶし
　　　が痛く汗が出ていないものの感冒，鼻かぜ，気管支炎，鼻づまりに適すとされる.

☐ **21** 小柴胡湯は，インターフェロン製剤で治療を受けている人では，間質性肺炎の副作用
★　　が現れるおそれが高まる.

　　○

☐ **22** 柴胡桂枝湯は，体力中等度又はやや虚弱で，うすい水様の痰を伴う咳や鼻水が出るも
　　ものの気管支炎，感冒等に適すとされる.

　　× 体力中等度又はやや虚弱で，胃腸炎やかぜの中期から後期の症状に適すとされる. 問いの内容
　　　は小青竜湯の説明.

☐ **23** 桂枝湯，香蘇散はどちらもかぜの初期に適すとされる.

　　○

☐ **24** 半夏厚朴湯は，構成生薬としてカンゾウを含まない.

　　○

☐ **25** ブロモバレリル尿素や，アリルイソプロピルアセチル尿素は，かぜによる不眠を改善
　　する目的でかぜ薬に配合されている場合がある.

　　× 解熱鎮痛成分の鎮痛作用を補助する目的で，かぜ薬に配合されている場合がある.

☐ **26** かぜ薬には，解熱鎮痛成分（生薬成分の場合を除く）の鎮痛作用を補助する目的で，
　　カフェインが配合されている場合がある.

　　○

---

note インターフェロン製剤：ウイルス性肝炎の治療などのため，医療機関で施用される注射薬

□ **27** 酸化マグネシウム等の制酸成分が配合されたかぜ薬は，かぜの諸症状以外に胃腸症状に対する薬効を標榜することが認められている．

> × かぜ薬に配合される制酸成分は，解熱鎮痛成分（生薬成分の場合を除く）による胃腸障害の軽減を目的としており，胃腸症状に対する薬効を標榜することが認められていない．

□ **28** かぜ薬の重篤な副作用は，配合されている解熱鎮痛成分（生薬成分を除く）によるものが多い．

> ○

□ **29** かぜ薬の服用期間中は，飲酒を控える必要がある．

> ○

2. 解熱鎮痛薬

□ **30**
★ プロスタグランジンは，体の各部位で発生した痛みが脳へ伝わる際に，そのシグナルを増幅することで痛みの感覚を強めている．

> ○

□ **31** プロスタグランジンは，脳の下部にある体温を調節する部位（温熱中枢）に作用して，体温を通常より低く維持するように調節する．

> × 体温を通常よりも高く維持するように調節する．

□ **32** プロスタグランジンには，胃酸分泌調節作用や胃腸粘膜保護作用がある．

> ○

□ **33** 多くの解熱鎮痛薬には，体内におけるプロスタグランジンの産生を抑える成分が配合されている．

> ○

□ **34** 一部の漢方処方製剤を除き，解熱鎮痛薬は月経痛や痙攣性の内臓痛にも効果が期待できる．

> × 痙攣性の内臓痛は発生の仕組みが異なるため，効果が期待できない．

☐ 35 アスピリン喘息は，解熱鎮痛成分の中でもアスピリン特有の副作用である．
★

　　　× アスピリン特有の副作用ではなく，他の解熱鎮痛成分でも生じる可能性がある．

☐ 36 サリチル酸系解熱鎮痛成分は，ライ症候群の発生が示唆されている．

　　　○

☐ 37 アスピリンは，他の解熱鎮痛成分に比較して胃腸障害を起こしやすい．
★

　　　○

☐ 38 アスピリンやサザピリンは，15 歳未満の小児に対しては，一般用医薬品として使用
★ してはならない．

　　　○

☐ 39 アスピリンには血液を凝固しやすくさせる作用があるため，出産予定日 12 週間以内
★ の妊婦の使用を避ける．

　　　× 血液を凝固しにくくさせる作用がある．

☐ 40 エテンザミドは，痛みの発生を抑える働きが作用の中心となっている他の解熱鎮痛成
分に比べ，痛みが神経を伝わっていくのを抑える働きが強い．

　　　○

☐ 41 アスピリン，カフェイン，エテンザミドの組み合せは，それぞれの頭文字から「ACE
処方」と呼ばれる．

　　　× アセトアミノフェン，カフェイン，エテンザミドの頭文字から「ACE 処方」と呼ばれる．

☐ 42 アセトアミノフェンは，中枢作用によって解熱・鎮痛をもたらすほか，末梢における
★ 抗炎症作用が期待できる．

　　　× 末梢における抗炎症作用を期待できない．

☐ 43 アセトアミノフェンは，他の解熱鎮痛成分のような胃腸障害が少なく，空腹時に服用
★ できる製品もある．

　　　○

□ 44 アセトアミノフェンは，内服薬のほか，専ら小児の解熱に用いる坐薬に配合されてい
★ る場合もある．

○

□ 45 イブプロフェンは，アスピリンに比べて胃腸への悪影響が少なく，一般用医薬品にお
いては，15 歳未満の小児に対しても使用できる．

× 一般用医薬品においては，15 歳未満の小児に対して，いかなる場合も使用してはならない．

□ 46 現在では，イソプロピルアンチピリンが一般用医薬品で唯一のピリン系解熱鎮痛成分
★ となっている．

○

第3章

□ 47 イソプロピルアンチピリンは，解熱，鎮痛及び抗炎症作用が比較的強く，他の解熱鎮
痛成分と組み合わせて配合されることはない．

× 解熱及び鎮痛の作用は比較的強いが，抗炎症作用は弱いため，他の解熱鎮痛成分と組み合わせ
て配合される．

□ 48 メトカルバモールには，中枢神経系を刺激して頭をすっきりさせたり，疲労感・倦怠
感を和らげる作用がある．

× 骨格筋の緊張をもたらす脊髄反射を抑制する作用があり，いわゆる「筋肉のこり」を和らげる
ことを目的として使用される．

□ 49 フトミミズ科の Pheretima aspergillum Perrier 又はその近縁動物の内部を除いたもの
★ を基原として，古くから「熱さまし」として用いられてきた生薬は a. b. どちらか．
a：ボウイ b：ジリュウ

b aのボウイは，ツヅラフジ科のオオツヅラフジの蔓性の茎及び根茎を，通例，横切したものを
基原とする生薬で，鎮痛，尿量増加（利尿）等の作用を期待して用いられる．

□ 50 シャクヤクは，鎮痛鎮痙作用を示し，内臓の痛みにも用いられる．

○

□ 51 芍薬甘草湯 は，体力中等度で，慢性に経過する頭痛，めまい，肩こりなどがあるもの
★ の慢性頭痛，神経症，高血圧の傾向のあるものに適すとされる．

× 体力に関わらず，筋肉の急激な痙攣を伴う痛みのあるもののこむらがえり，筋肉の痙攣，腹
痛，腰痛に適すとされる．問いの内容は 釣藤散 の説明．

□ 52 疎経活血湯は，体力中等度で痛みがあり，ときにしびれがあるものの関節痛，神経痛，腰痛，筋肉痛に適すとされる．

○

□ 53 薏苡仁湯と麻杏薏甘湯はいずれも，構成生薬としてカンゾウとマオウを含む．

○

□ 54 呉茱萸湯は，頭痛や吐きけ，しゃっくりに適すとされ，構成生薬としてカンゾウを含む．

×　構成生薬としてカンゾウを<u>含まない</u>．

□ 55 解熱鎮痛成分とアルコールとの相互作用により，胃腸障害の副作用が増強することが知られている．

○

□ 56 体温が 37℃を超える場合には，早期に解熱鎮痛薬を用いることが推奨されている．

×　通常，体温が <u>38℃</u>以下であれば，平熱になるまで解熱鎮痛薬を用いる必要はない．

□ 57 解熱鎮痛薬は，頭痛の症状が軽いうちに服用すると効果的であるが，症状が現れないうちに予防的に使用することは適切ではない．

○

3. 眠気を促す薬

□ 58 脳内におけるヒスタミン刺激が増加すると眠気が促される．
★
×　ヒスタミン刺激が<u>低下</u>すると眠気が促される．

□ 59 ジフェンヒドラミン塩酸塩は，抗ヒスタミン成分の中でも特に中枢作用が強い．
★
○

□ 60 抗ヒスタミン成分を主薬とする催眠鎮静薬は，体質の改善を主眼としているため，慢
★ 性的に不眠症状の緩和に用いられる．

×　慢性的な不眠症状は対象としておらず，睡眠改善薬として<u>一時的な</u>睡眠障害の緩和に用いられる．

□ 61
★ 妊娠中にしばしば生じる睡眠障害に，睡眠改善薬を適用することができる.

　　× ホルモンのバランスや体型の変化等が原因であるため，<u>睡眠改善薬の適用対象ではない</u>.

□ 62
★ 小児及び若年者では，抗ヒスタミン成分により眠気とは反対の神経過敏や中枢興奮などが現れることがある.

　　○

□ 63 ブロモバレリル尿素は，脳の興奮を抑え，痛覚を鈍くする作用がある.

　　○

□ 64 ブロモバレリル尿素は胎児に障害を引き起こす可能性があるため，妊娠していると思われる女性は使用を避けるべきである.

　　○

□ 65 アリルイソプロピルアセチル尿素は，反復して摂取しても依存を生じることはない.

　　× アリルイソプロピルアセチル尿素やブロモバレリル尿素は，反復して摂取すると<u>依存を生じる</u>ことが知られている.

□ 66 生薬成分のみからなる鎮静薬は，作用が穏やかなため，複数の鎮静薬の併用や，長期連用することができる.

　　× 生薬成分のみからなる鎮静薬であっても，複数の鎮静薬の併用や，長期連用は<u>避けるべきである</u>.

□ 67
★ クロウメモドキ科のサネブトナツメの種子を基原とする生薬で，神経の興奮・緊張緩和を期待して用いられる生薬はa. b. どちらか.
a：チョウトウコウ　　　b：サンソウニン

　　b aのチョウトウコウは，<u>アカネ科のカギカズラ</u>，ウンカリア・シネンシス又はウンカリア・マクロフィラの通例とげを基原とし，神経の興奮・緊張緩和を期待して用いられる.

□ 68 神経の興奮・緊張緩和を期待して用いられる生薬はa. b. どちらか.
a：ホップ　　　b：ヨクイニン

　　a bのヨクイニンは，イネ科のハトムギの種皮を除いた種子を基原とする生薬で，<u>肌荒れやいぼ</u>に用いられる.

□ 69 酸棗仁湯は，体力中等度以上で，精神不安があって，動悸，不眠，便秘などを伴う高血圧の随伴症状，神経症，更年期神経症，小児夜泣き，便秘に適とされる.

　　× 体力中等度以下で，心身が疲れ，精神不安，不眠などがあるものの<u>不眠症</u>，神経症に適すとされる. 問いの内容は<u>柴胡加竜骨牡蛎湯</u>の説明.

☐ **70** 加味帰脾湯は，神経がたかぶり，怒りやすい，イライラなどがあるものの不眠症や小
★ 児夜なき，血の道症などに用いられる．

   × 体力中等度以下で，心身が疲れ，血色が悪く，ときに熱感を伴うものの貧血，不眠症，精神不
      安，神経症に適すとされる．問いの内容は抑肝散の説明．

☐ **71** 抑肝散は，心不全を引き起こす可能性がある．

   ○

☐ **72** 柴胡加竜骨牡蛎湯は，構成生薬としてダイオウを含み，便秘に適とされるが，胃腸が
弱く下痢しやすい人では不向きとされている．

   ○

☐ **73** 飲酒とともにジフェンヒドラミン塩酸塩を含む催眠鎮静薬を服用すると，その薬効や
副作用が増強されるおそれがある．

   ○

4．眠気を防ぐ薬

☐ **74** カフェインは，脳に軽い興奮状態を引き起こし，一時的に眠気や倦怠感を抑える効果
★ がある．

   ○

☐ **75** カフェインの作用として，腎臓におけるカリウムイオン（同時に水分）の再吸収抑制
★ があり，尿量の増加をもたらす．

   × カリウムイオンではなく，ナトリウムイオンの再吸収抑制があり，尿量の増加をもたらす．

☐ **76** カフェインの副作用として，振戦や胃腸障害が知られているが，動悸が現れることは
ない．

   × 心筋を興奮させる作用もあり，副作用として動悸が現れることがある．

☐ **77** カフェインは，食品にも含まれている成分であり，日常的に長期連用しても問題ない．

   × 作用は弱いながら反復摂取により依存を形成するため，「短期間の服用にとどめ，連用しない
      こと」という注意喚起がなされている．

☐ **78** カフェインは，妊娠中に服用しても，胎児の発達に影響はない．
★

　　× 血液－胎盤関門を通過することが知られており，胎児の発達に影響を及ぼす可能性がある．

☐ **79** 摂取されたカフェインの一部は乳汁中に移行することが知られている．

　　○

☐ **80** 眠気防止薬におけるカフェインの 1 回摂取量はカフェインとして 500 mg，1 日摂取
★ 量はカフェインとして 1,500 mg が上限とされている．

　　× 1 回摂取量はカフェインとして 200 mg，1 日摂取量は 500 mg が上限とされている．

☐ **81** 細菌やウイルスなどに感染したときに生じる眠気を，眠気防止薬で妨げることで，病気の治癒を遅らせるおそれがある．

　　○

☐ **82** 小・中学生の試験勉強など精神的な集中を目的とした小児用の眠気防止薬がある．

　　× 小児用の眠気防止薬はない．このため，15 歳未満の小児に使用されることがないよう注意が必要である．

5. 鎮暈薬

☐ **83** 乗物酔い防止薬を，つわりに伴う吐きけへの対処として使用することは適当ではない．
★
　　○

☐ **84** ジフェニドール塩酸塩は，鎮静成分であり，不安や緊張などの心理的な要因を和らげる．

　　× 抗めまい成分であり，内耳にある前庭と脳を結ぶ神経（前庭神経）の調節作用や，内耳への血流を改善する作用を示す．

☐ **85** ジフェニドール塩酸塩は，抗ヒスタミン成分や抗コリン成分と異なり，眠気，排尿困
★ 難，散瞳といった副作用を示さない．

　　× 抗ヒスタミン成分や抗コリン成分と同様に眠気，排尿困難，散瞳といった副作用が現れることがある．

☐ **86** ジフェニドール塩酸塩は，緑内障の診断を受けた人では，その症状を悪化させるおそれがある．

　　○

□ 87 ジメンヒドリナートは，延髄にある嘔吐中枢への刺激や内耳の前庭における自律神経反射を抑える作用を示す抗ヒスタミン成分である.

○

□ 88 メクリジン塩酸塩は，他の抗ヒスタミン成分と比べて作用が現れるのが速く持続時間
★ が短い.

× メクリジン塩酸塩は，作用が現れるのが遅く持続時間が長い.

□ 89 プロメタジンテオクル酸塩等のプロメタジンを含む成分は，他の抗ヒスタミン成分よりも安全性が高く，小児においても使用できる.

× 外国で，乳児突然死症候群や乳児睡眠時無呼吸発作のような致命的な呼吸抑制を生じたとの報告があるため，15歳未満の小児では使用を避ける必要がある.

□ 90 スコポラミン臭化水素酸塩水和物は，乗物酔い防止に古くから用いられている抗コリ
★ ン成分で，肝臓での代謝が緩やかなため，抗ヒスタミン成分と比べて作用の持続時間は長い.

× 抗コリン成分であるスコポラミン臭化水素酸塩水和物は，肝臓で速やかに代謝されてしまうため，抗ヒスタミン成分等と比べて作用の持続時間は短い.

□ 91 スコポラミン臭化水素酸塩水和物は，消化管からよく吸収され，他の抗コリン成分と比べて脳内に移行しやすい.

○

□ 92 ジプロフィリンは，脳に軽い興奮を起こさせて平衡感覚の混乱によるめまいを軽減させる.

○

□ 93 胃粘膜への麻酔作用によって嘔吐刺激を和らげ，乗物酔いに伴う吐きけを抑えることを目的として，ニコチン酸アミドのような局所麻酔成分が配合されている場合がある.

× ニコチン酸アミドはビタミン成分である．乗物酔いに伴う吐きけを抑える目的でアミノ安息香酸エチルのような局所麻酔成分が配合されている場合がある.

□ 94 アミノ安息香酸エチルが配合されている場合には，15歳未満の小児への使用は避け
★ る必要がある.

× メトヘモグロビン血症を起こすおそれがあるため，6歳未満の小児への使用は避ける必要がある.

---

note メトヘモグロビン血症：赤血球中のヘモグロビンの一部がメトヘモグロビンに変化して，赤血球の酸素運搬能力が低下し，貧血症状を呈する病気

☐ 95 3歳未満では乗物酔いが起こることはほとんどないとされており，3歳未満の乳幼児
★ 向けの製品はない.

○

6. 小児鎮静薬

☐ 96 小児鎮静薬は，症状の原因となる体質の改善を主眼としているものが多く，比較的長
★ 期間（1ヵ月位）継続して服用されることがある

○

☐ 97 身体的な問題がなく生じる夜泣き，ひきつけ，疳の虫等の症状は，早期に治療しなけ
★ れば成長に伴って重症化することが多い.

× 成長に伴って自然に治まるのが通常である.

☐ 98 小児鎮静薬には，鎮静と中枢刺激のように相反する作用を期待する生薬成分が配合さ
★ れている場合がある.

○

☐ 99 小児鎮静薬に配合される生薬は，作用が穏やかで小さな子供に使っても副作用が無い.

× 小児鎮静薬に配合される生薬であっても，副作用は起こり得る.

☐ 100 ウシ科のサイカレイヨウ（高鼻レイヨウ）等の角を基原として，緊張や興奮を鎮める
★ 作用等を期待して用いられる生薬はa. b. どちらか.
a：レイヨウカク　　　b：インヨウカク

a　bのインヨウカクは，メギ科のイカリソウ等の地上部を基原とする生薬で，強壮，血行促進，
強精（性機能の亢進）等の作用を期待して滋養強壮保健薬等に用いられる.

☐ 101 緊張や興奮を鎮め，また，血液の循環を促す作用等を期待して小児鎮静薬に用いられ
る生薬はa. b. どちらか.
a：ゴオウ　　　b：オンジ

a　bのオンジは，去痰作用を期待して鎮咳去痰薬に用いられる.

☐ 102 カンゾウは，小児の疳を適応症とする生薬製剤において配合されることはない.

× 健胃作用を期待して配合されている場合がある.

103 漢方処方製剤は，用法用量において適用年齢の下限が設けられていない場合，1歳未
★ 満の乳児には使用しないこととなっている．

　× 適用年齢の下限が設けられていない場合，生後3ヵ月未満の乳児には使用しないこととなって
　　いる．

□ **104** 柴胡加竜骨牡蛎湯を小児の夜泣きに用いる場合，長期間（1ヵ月間位）服用して様子
　　をみることが望ましい．

　　さいこかりゅうこつぼれいとう　けいしかりゅうこつぼれいとう　よくかんさん　よくかんさんかちんぴはんげ
　× 柴胡加竜骨牡蛎湯，桂枝加竜骨牡蛎湯，抑肝散，抑肝散加陳皮半夏を小児の夜泣きに用いる場合，1週間
　　位服用しても改善がみられないときには，服用を中止して，専門家に相談する等の対応が必要である．

□ **105** しょうけんちゅうとう
　　小建中湯は，小児虚弱体質や小児夜尿症等に適すとされ，比較的長期間（1ヵ月位）
　　服用することがある．

　　○

7. 鎮咳去痰薬

□ **106** 咳は，気管や気管支に何らかの異変が起こったときに，その刺激が中枢神経系に伝わ
★ り，小脳にある咳嗽中枢の働きによって引き起こされる反応である．

　× 延髄にある咳嗽中枢の働きによって引き起こされる反応である．

□ **107** 咳はむやみに抑え込むべきではないが，長く続く咳は体力の消耗や睡眠不足をまねく
★ などの悪影響がある．

　　○

□ **108** 気道粘膜から分泌される粘液に，気道に入り込んだ異物や粘膜上皮細胞の残骸などが
　　混じって痰となる．

　　○

□ **109** 鎮咳去痰薬は，咳を鎮める，痰の切れを良くすることを目的としており，喘息症状を
　　和らげることはない．

　× 咳や痰のほかに，喘息症状を和らげることを目的としている医薬品の総称である．

□ **110** コデインリン酸塩は，麻薬性鎮咳成分とも呼ばれ，長期連用や大量摂取によって，薬
★ 物依存につながるおそれがある．

　　○

□ 111 コデインリン酸塩，ジヒドロコデインリン酸塩は，妊娠中に摂取された場合，吸収された成分の一部が血液-胎盤関門を通過して胎児へ移行する.

　　○

□ 112 コデインリン酸塩，ジヒドロコデインリン酸塩を含む医薬品は，原則，15歳未満の小児に使用しないよう注意喚起を行う必要がある.

　　× 15歳未満ではなく，12歳未満の小児に使用しないよう注意喚起を行う必要がある.

□ 113 ジメモルファンリン酸塩は，気道の炎症を和らげる成分である.

　　× 非麻薬性鎮咳成分であり，延髄の咳嗽中枢に作用して咳を抑える.

□ 114 ノスカピンは，交感神経系を刺激して気管支を拡張させる.
★

　　× 非麻薬性鎮咳成分であり，延髄の咳嗽中枢に作用して咳を抑える.

□ 115 デキストロメトルファンフェノールフタリン塩は，主にトローチ剤・ドロップ剤に配合される鎮咳成分である.

　　○

□ 116 トリメトキノール塩酸塩は，気道粘膜からの粘液の分泌を促進する.
★

　　× アドレナリン作動成分であり，交感神経系を刺激して気管支を拡張させる.

□ 117 メトキシフェナミン塩酸塩は，心臓病，高血圧，糖尿病又は甲状腺機能障害の診断を受けた人では，症状を悪化させるおそれがある.

　　○

□ 118 マオウは，気管支拡張のほか，発汗促進，尿量増加（利尿）等の作用も期待される.

　　○

□ 119 ジプロフィリンは，キサンチン系成分であり，自律神経系を介して気管支の平滑筋を弛緩させることで気管支を拡張させる.

　　× 自律神経系を介さずに気管支の平滑筋に直接作用して弛緩させ，気管支を拡張させる.

☐ **120** グアイフェネシンは，気道粘膜からの粘液の分泌を促進する作用を示す.

○

☐ **121** カルボシステインは，痰の中の粘性タンパク質を溶解・低分子化して粘性を減少させ
★ るとともに，粘液成分の含量比を調整することにより，痰の切れを良くする.

○

☐ **122** ブロムヘキシン塩酸塩は，口腔内及び咽頭部における局所的な殺菌消毒作用を示す.

× 去痰成分であり，分泌促進作用・溶解低分子化作用・線毛運動促進作用を示す.

☐ **123** サトイモ科のカラスビシャクのコルク層を除いた塊茎を基原として，中枢性の鎮咳作
用を示す生薬はa. b. どちらか.
a：ナンテンジツ　　　b：ハンゲ

b 　aのナンテンジツは，メギ科のシロミナンテン（シロナンテン）又はナンテンの果実を基原と
する生薬で，知覚神経・末梢運動神経に作用して咳止めに効果があるとされる.

☐ **124** バラ科のホンアンズ，アンズ等の種子を基原として，体内で分解されて生じた代謝物
★ の一部が延髄の呼吸中枢，咳嗽中枢を鎮静させる作用を示す生薬はa. b. どちらか.
a：キョウニン　　　b：シャゼンソウ

a 　bのシャゼンソウは，オオバコ科のオオバコの花期の全草を基原とする生薬で，去痰作用を期
待して用いられる.

☐ **125** セネガやオンジを摂取することで，糖尿病が改善したと誤認されるおそれがある.

○

☐ **126** ゴミシは，マツブサ科のチョウセンゴミシの果実を基原とする生薬で，去痰作用を期
★ 待して用いられる.

× 鎮咳作用を期待して用いられる.

☐ **127** ユリ科のジャノヒゲの根の膨大部を基原として，鎮咳，去痰，滋養強壮等の作用を期
★ 待して用いられる生薬はa. b. どちらか.
a：オウヒ　　　b：バクモンドウ

b 　aのオウヒは，バラ科のヤマザクラ又はその他近縁植物の，通例，周皮を除いた樹皮を基原と
する生薬で，去痰作用を期待して用いられる.

□ **128** 甘草湯は，構成生薬がカンゾウのみからなり，体力に関わらず激しい咳などに用いられる．

○

□ **129** 半夏厚朴湯は，体力中等度あるいはそれ以上で，咳，喘鳴，息苦しさがあり，痰が少
★ ないものの小児喘息，気管支喘息，気管支炎に用いられる．

× 体力中等度をめやすとして，幅広く応用でき，気分がふさいで，咽喉・食道部に異物感があり，ときに動悸などを伴う不安神経症，つわり，しわがれ声等に適すとされる．問いの内容は神秘湯の説明．

□ **130** 麦門冬湯は，体力中等度以上のもので，水様性の痰が多い人に適している．

× 体力中等度以下で，痰が切れにくく，ときに強く咳こみ，又は咽頭の乾燥感があるもののから咳，気管支炎，気管支喘息，咽頭炎，しわがれ声に適すとされるが，水様痰の多い人には不向き．

□ **131** 五虎湯，麻杏甘石湯，神秘湯は全てカンゾウとマオウを含む．
★
○

□ **132** 麻杏甘石湯は，体力中等度あるいはそれ以上で，咳が出て，ときにのどが渇くものの咳，気管支炎，小児喘息，感冒等に適している．

○

□ **133** 痰を伴わない乾いた咳が続く場合には，間質性肺炎等の初期症状である可能性があり，また，その原因が医薬品の副作用によるものであることもある．

○

---

8. 口腔咽喉薬，含嗽薬

□ **134** 口腔咽喉薬には，トローチ剤やドロップ剤のほか，口腔内に噴霧又は塗布して使用する外用液剤がある．

○

□ **135** トローチ剤やドロップ剤は，有効成分が口腔内や咽頭部に早く行き渡るよう，噛み砕いて飲み込むように使用されることが重要である．
★

× 噛まずにゆっくり溶かすようにして使用されることが重要であり，噛み砕いて飲み込んでしまうと効果は期待できない．

第3章

☐ **136** 噴射式の液剤は，軽く息を吸いながら噴射することが望ましい.
★

　　× 息を吸いながら噴射すると気管支や肺に入ってしまうおそれがあるため，軽く息を<u>吐きながら</u>
　　噴射することが望ましい.

☐ **137** 含嗽薬は，水で用時希釈又は溶解して使用するものが多いが，調製した濃度が高いほ
★ ど十分な効果が得られる.

　　× 調製した濃度が<u>濃すぎても薄すぎても</u>効果が十分得られない.

☐ **138** 含嗽薬の使用後すぐに食事を摂ると，殺菌消毒効果が薄れやすい.

　　○

☐ **139** 口腔咽喉薬・含嗽薬は，口腔内や咽頭における局所的な作用を目的としており，全身
的な影響を生じることはない.

　　× 成分の一部が口腔や咽頭の粘膜から吸収されて循環血流中に入りやすく，<u>全身的な影響を生じ</u>
　　<u>る</u>ことがある.

☐ **140** 口腔咽喉薬には，炎症を生じた粘膜組織の修復を促す作用を期待して，アズレンスル
★ ホン酸ナトリウムが配合されている場合がある.

　　○

☐ **141** 口腔咽喉薬に配合されるセチルピリジニウム塩化物は，喉の粘膜を刺激から保護する
★ ことを目的としている.

　　× <u>殺菌消毒成分</u>であり，口腔内や喉に付着した細菌等の微生物を<u>死滅させたり</u>，その<u>増殖を抑え</u>
　　<u>る</u>ことを目的としている.

☐ **142** トラネキサム酸は，喉の荒れや喉の痛み，喉の腫れの症状を鎮めることを目的として
★ 口腔咽喉薬に配合されている場合がある.

　　○

☐ **143** ヨウ素系殺菌消毒成分は，まれにショック（アナフィラキシー）のような全身性の重
篤な副作用を生じることがある.

　　○

☐ **144** ヨウ素系殺菌消毒成分を口腔内へ使用することで，結果的にヨウ素の摂取につながり，延髄におけるホルモン産生に影響を及ぼす可能性がある．

   × 延髄ではなく，<u>甲状腺</u>におけるホルモン産生に影響を及ぼす可能性がある．

☐ **145** クロルフェニラミンマレイン酸塩は，咽頭の粘膜に付着したアレルゲンによる喉の不快感等の症状を鎮めることを目的として口腔咽喉薬に配合されている場合がある．

   ○

☐ **146** クラメリア科のクラメリア・トリアンドラ及びその同属植物の根を基原として，咽頭
★ 粘膜をひきしめる作用により炎症の寛解を促す効果を期待して用いられる生薬はa. b.
どちらか.
  a：ミルラ   **b**：ラタニア

   b aのミルラは，<u>カンラン科のミルラノキ等の植物の皮部の傷口から流出して凝固した樹脂を基原とする生薬で，咽頭粘膜をひきしめる（収斂）作用のほか，抗菌作用も期待して用いられる</u>．

☐ **147** 白虎加人参湯は，体力に関わらず広く応用でき，しわがれ声，咽喉不快に適すとされる．
★ （びゃっこかにんじんとう）

   × <u>体力中等度以上で，熱感と口渇が強いものの喉の渇き</u>，ほてり，湿疹・皮膚炎，皮膚のかゆみに適すとされる．問いの内容は 響声 破笛丸（きょうせいはてきがん）の説明．

☐ **148** ヨウ素は，レモン汁やお茶などに含まれるビタミンDの成分と反応すると脱色を生じて殺菌作用が失われる．
★

   × レモン汁やお茶などに含まれる<u>ビタミンC</u>等の成分と反応すると脱色を生じて殺菌作用が失われる．

9. 胃の薬

☐ **149** 健胃薬は，胃液の分泌亢進による胃酸過多や，それに伴う胸やけ，腹部の不快感，吐きけ等の症状を緩和することを目的とする医薬品である．

   × <u>弱った胃の働きを高める</u>ことを目的とする医薬品である．問いの内容は<u>制酸薬</u>の説明．

☐ **150** 消化薬は，炭水化物，脂質，タンパク質等の分解に働く酵素を補う等により，胃や腸の内容物の消化を助けることを目的とする医薬品である．

   ○

[note] 甲状腺：喉頭突起（のどぼとけ）の下方に位置する小さな分泌腺で，摂取されたヨウ素を取り込んでホルモンを産生する

□ **151** いわゆる総合胃腸薬には，様々な成分が配合されているが，制酸と健胃のように相反する作用を期待するものが配合されることはない．

　　× 制酸と健胃のように相反する作用を期待するものが<u>配合される場合があり</u>，総じて効果がもたらされると考えられている．

□ **152** 炭酸水素ナトリウムは，中和反応によって胃酸の働きを弱める作用がある．
★
　　○

□ **153** 合成ヒドロタルサイトには，胃酸の中和作用のほか，胃粘膜にゼラチン状の皮膜を形成して保護する作用もあるとされる．

　　× 胃酸の中和作用を示すが，ゼラチン状の皮膜を形成して保護する作用はない．問いの内容は<u>メタケイ酸アルミン酸マグネシウム</u>の説明．

□ **154** 生薬のボレイは，弱った胃の働きを高める作用を示す．

　　× <u>炭酸カルシウム</u>が含まれており，<u>制酸作用</u>を期待して用いられる．

□ **155** 制酸成分を主体とする胃腸薬は，胃酸に対する中和作用が低下するため，炭酸飲料での服用は避けるべきである．
★
　　○

□ **156** 制酸成分は，かぜ薬にも配合されていることが多く，併用によって制酸作用が強くなりすぎる可能性があるほか，高マグネシウム血症等を生じるおそれがある．

　　○

□ **157** センブリが配合された散剤は，苦味が強いので，オブラートに包んで服用するとよい．
★
　　× 生薬成分が配合された健胃薬は，散剤をオブラートで包む等，味や香りを遮蔽する方法で服用<u>されると効果が期待できない</u>．

□ **158** オウバクは，ミカン科のキハダ又はフェロデンドロン・キネンセの周皮を除いた樹皮を基原とする生薬で，香りによる健胃作用を期待して用いられる．
★
　　× <u>苦味</u>による健胃作用を期待して用いられる．

□ **159** 日本薬局方収載のセンブリ末は，健胃薬のほか止瀉薬としても用いられる．

　　○

□ 160 クマ科のヒグマその他近縁動物の胆汁を乾燥したものを基原として，苦味による健胃
★　作用を期待して用いられる生薬はa. b. どちらか．
　　a：リュウタン　　　b：ユウタン

　　b　aのリュウタンは，リンドウ科のトウリンドウ等の根及び根茎を基原とする生薬で，苦味によ
　　　る健胃作用を期待して用いられる．

□ 161 コウボクは，リンドウ科のゲンチアナの根及び根茎を基原とする生薬で，苦味による
　　健胃作用を期待して用いられる．

　　×　モクレン科のホオノキ，カラホオ等の樹皮を基原とする生薬で，香りによる健胃作用を期待し
　　　て用いられる．問いの内容はゲンチアナの説明．

□ 162 香りによる健胃作用を期待して，ケイヒ，チョウジ，チンピ等が用いられることがある．

　　○

□ 163 胆汁末やウルソデオキシコール酸には，利胆作用や肝臓の働きを高める作用があると
　　されるが，肝臓病の診断を受けた人ではかえって症状を悪化させるおそれがある．

　　○

□ 164 アルジオキサは，炭水化物，脂質，タンパク質等の分解に働く酵素を補う等により，
　　胃や腸の内容物の消化を助けることを目的として用いられる．

　　×　胃粘膜保護・修復成分であり，胃粘液の分泌を促す，胃粘膜を覆って胃液による消化から保護
　　　する等の作用を示す．

□ 165 アルジオキサ，スクラルファート，合成ヒドロタルサイトはいずれもアルミニウムを
★　含有しており，透析を受けている人への使用を避ける必要がある．

　　○

□ 166 ソファルコン，テプレノンは，まれに重篤な副作用として肝機能障害を生じることが
　　ある．

　　○

□ 167 消化管内容物中に発生した気泡の分離を促すことを目的として，セトラキサート塩酸
　　塩が配合されている場合がある．

　　×　セトラキサート塩酸塩は，胃粘膜保護・修復成分である．問いの内容はジメチルポリシロキサ
　　　ン（別名ジメチコン）の説明．

☐ 168 セトラキサート塩酸塩は，体内で代謝されてブロメラインを生じることから，血液凝
★ 固異常のある人では出血傾向を悪化させるおそれがある.

× 体内で代謝されて<u>トラネキサム酸</u>を生じることから，<u>血栓を起こすおそれのある人では，生じ
た血栓が分解されにくくなることが考えられる</u>.

☐ 169 ピレンゼピン塩酸塩は，消化管の運動にはほとんど影響を与えずに胃液の分泌を抑え
★ る作用を示すとされる.

○

☐ 170 ピレンゼピン塩酸塩は，排尿困難の症状がある人や緑内障の診断を受けた人において
も，症状の悪化を招くおそれがない.

× 排尿困難の症状がある人，緑内障の診断を受けた人では，<u>症状の悪化を招くおそれがある</u>.

☐ 171 安中散，人参湯，平胃散，六君子湯は，いずれも構成生薬としてカンゾウを含む.
（あんちゅうさん）（にんじんとう）（へいいさん）（りっくんしとう）

○

☐ 172 六君子湯は，体力虚弱で，疲れやすくて手足などが冷えやすいものの胃腸虚弱，下痢，
★ （りっくんしとう）嘔吐，胃痛，腹痛，急・慢性胃炎に適すとされる.

× 体力中等度以下で，胃腸が弱く，食欲がなく，みぞおちがつかえて疲れやすく，<u>貧血性で手足が冷えやす
いものの胃炎，胃腸虚弱，胃下垂，消化不良，食欲不振，胃痛，嘔吐に適す</u>. 問いの内容は<u>人参湯</u>の説明.
（にんじんとう）

☐ 173 平胃散は，体力中等度以上で，胃がもたれて消化が悪く，ときに吐き気，食後に腹が
★ （へいいさん）鳴って下痢の傾向のある人における食べすぎによる胃のもたれ，急・慢性胃炎，消化
不良，食欲不振に適すとされる.

○

☐ 174 制酸薬は，胃液分泌から胃粘膜を保護することを目的として，食後に服用すること
となっているものが多い.

× <u>食前又は食間</u>に服用することとなっているものが多い.

10. 腸の薬

☐ 175 整腸薬は，腸の調子や便通を整える（整腸），腹部膨満感，軟便に用いられるが，便秘
には用いられない.

× 軟便のほか，<u>便秘にも用いられる</u>.

□ **176** 止瀉薬は，下痢，食あたり，吐き下し，水あたり，下り腹，軟便に用いられることを目的とする医薬品である.

○

□ **177** 整腸薬，瀉下薬には医薬部外品として製造販売されている製品もあるが，それらは人体に対する作用が緩和なものとして，配合できる成分やその上限量が定められている.

○

□ **178** 整腸成分として，ビフィズス菌等の生菌成分のほか，ケツメイシやゲンノショウコといった生薬成分が用いられる.

○

□ **179** トリメブチンマレイン酸塩は，自律神経系を介して消化管の運動を調整する作用があ
★　るとされる.

× 消化管（胃及び腸）の平滑筋に直接作用して，消化管の運動を調整する作用があるとされる.

□ **180** 次没食子酸ビスマスは，収斂作用のほか，腸内で発生した有毒物質を分解する作用も
★　持つとされる.

○

□ **181** 次硝酸ビスマスは，細菌感染による下痢の症状を鎮めることを目的として用いられる.
★
× 次硝酸ビスマスなどの収斂成分を主体とする止瀉薬は，細菌性の下痢や食中毒のときに使用して腸の運動を鎮めると，かえって状態を悪化させるおそれがある.

□ **182** ビスマスを含む成分は，長期連用した場合に精神神経症状（不安，記憶力減退，注意力低下，頭痛等）が現れたとの報告があり，1週間以上継続して使用しないこととされている.

○

□ **183** タンニン酸アルブミンに含まれるタンニン酸は，牛乳に含まれるタンパク質（カゼイ
★　ン）から精製された成分である.

× タンニン酸アルブミンに含まれるアルブミンが，カゼインから精製された成分である.

第3章

□ 184　ロペラミド塩酸塩が配合された止瀉薬は，食べすぎ・飲みすぎのほか，食あたりや水
★　　あたりによる下痢に用いられる．

　　　　×　食あたりや水あたりによる下痢を適用対象としていない．

□ 185　ロペラミド塩酸塩を含む一般用医薬品では，15 歳未満の小児には適用がない．

　　　　○

□ 186　ロペラミド塩酸塩は，効き目が強すぎて便秘が現れることや，中枢神経系を興奮させ
　　　　る作用により，副作用として不眠が現れることがある．

　　　　×　ロペラミド塩酸塩の副作用として便秘のほか，中枢神経系を抑制する作用による，めまいや眠
　　　　　　気が現れることがある．

□ 187　タンニン酸ベルベリンは，収斂作用と抗菌作用を併せ持つ．
★
　　　　○

□ 188　ベルベリン塩化物，タンニン酸ベルベリンに含まれるベルベリンは，生薬のゴバイシ
　　　　の主成分であり，抗菌作用のほか，抗炎症作用も併せ持つ．

　　　　×　ベルベリンは，生薬のオウバクやオウレンの中に存在する物質のひとつである．ゴバイシに
　　　　　　は，タンニン酸やその類似の物質が含まれる．

□ 189　木クレオソートには，殺菌作用のほか，局所麻酔作用もあるとされる．

　　　　○

□ 190　炭酸カルシウムは，腸内容物の浸透圧を高めることで糞便中の水分量を増し，また，
　　　　大腸を刺激して排便を促すことを目的として，瀉下薬に配合されている場合がある．

　　　　×　腸管内の有害物質を吸着させる目的で，止瀉薬に配合されている場合がある．

□ 191　ヒマシ油は，リパーゼの働きによって生じる分解物が，大腸を刺激することで瀉下作
★　　用をもたらす．

　　　　×　小腸でリパーゼの働きによって生じる分解物が，小腸を刺激することで瀉下作用をもたらす．

□ 192　ヒマシ油は，急激で強い瀉下作用を示すため，妊娠していると思われる女性，3 歳未
★　　満の乳幼児では使用を避ける必要がある．

　　　　○

□ **193** ヒマシ油は，防虫剤や殺鼠剤を誤って飲み込んだ場合のような脂溶性の物質による中
★　毒に使用するとよい.

　　× 中毒症状を増悪させるおそれがあるため，脂溶性の物質による中毒には使用を避ける必要がある.

□ **194** ヒマシ油は，寄生虫の排出を促す目的で，駆虫薬と併用すると効果的である.
★

　　× ヒマシ油により駆虫成分が吸収されやすくなり，全身性の副作用を生じる危険性が高まるため，併用は避ける必要がある.

□ **195** センナやダイオウは，大腸を刺激して排便を促すことを目的として用いられるが，吸
★　収された成分の一部が乳汁中に移行することが知られている.

　　○

□ **196** センノシドが配合された瀉下薬は，妊婦又は妊娠していると思われる女性は使用を避
★　けるべきである.

　　○

□ **197** ドクダミ科のドクダミの花期の地上部を基原として，大腸刺激による瀉下作用を期待
　　して用いられる生薬はa. b. どちらか.
　　a：ジュウヤク　　　　b：ケンゴシ

　　a　bのケンゴシは，ヒルガオ科のアサガオの種子を基原とする生薬で，大腸刺激による瀉下作用を期待して用いられる.

□ **198** ビサコジルは，大腸のうち特に結腸や直腸の粘膜を刺激して，排便を促すと考えられ
★　ている.

　　○

□ **199** ピコスルファートナトリウムは，胃では分解されないが，小腸に生息する腸内細菌に
　　よって分解されて，小腸への刺激作用を示す.

　　× 胃や小腸では分解されず，大腸に生息する腸内細菌によって分解され，大腸への刺激作用を示す.

□ **200** 酸化マグネシウムは，腸内容物の浸透圧を高めることにより，糞便中の水分量を減ら
★　す作用がある.

　　× 腸内容物の浸透圧を高めることにより，糞便中の水分量を増し，また，大腸を刺激して排便を促す作用がある.

第3章

☐ **201** 硫酸マグネシウムは，血液中の電解質のバランスが損なわれ，心臓の負担が増加し，心臓病を悪化させるおそれがある.

　　× 硫酸マグネシウム等のマグネシウムを含む成分は腎臓病の診断を受けた人では，高マグネシウム血症を生じるおそれがある. 問いの内容は硫酸ナトリウムの説明.

☐ **202** カルメロースナトリウムは，腸管内で水分を吸収して腸内容物に浸透し，糞便のかさを増やすとともに糞便を柔らかくすることによる瀉下作用を示す.

　　○

☐ **203** マルツエキスは，主成分である麦芽糖が腸内細菌によって分解（発酵）して生じるガ
★　スによって便通を促すとされ，主に乳幼児の便秘に用いられる.

　　○

☐ **204** 桂枝加芍薬湯は，体力中等度以上で，下腹部痛があって，便秘しがちなものの月経不
　　　 けいしかしゃくやくとう
　　　順，月経困難，月経痛，便秘，痔疾に適すとされ，構成生薬としてダイオウを含む.

　　× 体力中等度以下で腹部膨満感のある人のしぶり腹，腹痛，下痢，便秘に適すとされ，構成生薬としてカンゾウを含む. 問いの内容は大黄牡丹皮湯の説明.

☐ **205** 麻子仁丸は，体力中等度以下で，ときに便が硬く塊状なものの便秘，便秘に伴う頭重，
　　　 ま し にんがん
　　　のぼせ，湿疹・皮膚炎，ふきでもの，食欲不振，腹部膨満，腸内異常醗酵，痔の緩和に適すとされ，構成生薬としてダイオウを含む.

　　○

☐ **206** 瀉下薬の服用時は，相乗効果を得るため，複数の瀉下薬を併用することが望ましい.

　　× 複数の瀉下薬を併用すると，激しい腹痛を伴う下痢や下痢に伴う脱水症状等を生じるおそれがある.

☐ **207** 下痢は，腸管内の有害な物質を排出するために起こる防御反応でもあり，止瀉薬によって下痢を止めることでかえって症状の悪化を招くことがある.

　　○

☐ **208** 刺激性瀉下成分を主体とする瀉下薬は，繰り返し使用されると腸管の感受性が低下して効果が弱くなる.

　　○

---

note しぶり腹：残便感があり繰り返し腹痛を伴い便意を催すもの

11. 胃腸鎮痛鎮痙薬・浣腸薬・駆虫薬

☐ **209** ブチルスコポラミン臭化物は，抗コリン成分であり，胃痛，腹痛，さしこみを鎮める（鎮痛鎮痙）効果を期待して使用される．

○

☐ **210** 抗コリン成分は，散瞳による目のかすみや異常な眩しさや，眠気，口渇，便秘，排尿
★ 困難等の副作用が現れることがある．

○

☐ **211** ロートエキスは，吸収された成分の一部が母乳中に移行して乳児の脈が遅くなる（徐
★ 脈）おそれがある．

× 母乳中に移行することで，乳児の脈が速くなる（頻脈）おそれがある．

☐ **212** パパベリン塩酸塩は，胃腸の痙攣を鎮める作用のほか，胃液分泌を抑える．
★
× 消化管の平滑筋に直接働いて胃腸の痙攣を鎮める作用を示すとされ，抗コリン成分と異なり，胃液分泌を抑える作用は見出されない．

☐ **213** パパベリン塩酸塩は，自律神経系を介した作用ではないが，眼圧を上昇させる作用を示すことが知られており，緑内障の診断を受けた人では，症状の悪化を招くおそれがある．

○

☐ **214** オキセサゼインは，消化管の粘膜及び平滑筋に対する麻酔作用による鎮痛鎮痙の効果
★ を示すが，胃液分泌を抑える作用はない．

× 麻酔作用による鎮痛鎮痙の効果のほか，胃液分泌を抑える作用がある．

☐ **215** オキセサゼインは，妊娠していると思われる女性，15 歳未満の小児では，使用を避けることとされている．

○

☐ **216** 鎮痛鎮痙作用を期待して，エンゴサク，シャクヤクが配合されている場合がある．

○

☐ **217** 下痢に伴う腹痛については，基本的に腹痛への対処が優先される．
★

    × 基本的に<u>下痢</u>への対処が優先され，胃腸鎮痛鎮痙薬の適用となる症状でない．

☐ **218** 浣腸薬は，直腸内に適用される医薬品であり，剤形には，肛門から薬液を注入する注入剤のほか，坐剤となっているものもある．

    ○

☐ **219** 浣腸薬は，繰り返し使用することで直腸の感受性が高まり，効果が強くなる．
★

    × 繰り返し使用すると直腸の感受性の<u>低下</u>（いわゆる慣れ）が生じて効果が<u>弱く</u>なる．

☐ **220** 浣腸薬は一般に，直腸の急激な動きに刺激されて流産・早産を誘発するおそれがあるため，妊娠していると思われる女性では使用を避けるべきである．

    ○

☐ **221** 注入剤の浣腸薬は，人肌程度に温めておくと，不快感を生じることが少ない．
★

    ○

☐ **222** 注入剤の薬液を注入した後は，副作用防止のためにすぐに排便を試みた方がよい．
★

    × 注入した後すぐに排便を試みると，薬液のみが排出されて効果が<u>十分得られない</u>ため，便意が強まるまでしばらく我慢する．

☐ **223** 注入剤を半量等使用した場合，残量を密封して冷所に保存すれば，感染のおそれがないので再利用できる．

    × 残量を再利用すると<u>感染のおそれ</u>があるので使用後は<u>廃棄</u>する．

☐ **224** グリセリンは，直腸内で徐々に分解して炭酸ガスの微細な気泡を発生することで直腸
★ を刺激する作用を期待して浣腸薬の成分として用いられる．

    × 浸透圧の差によって腸管壁から水分を取り込んで直腸粘膜を刺激し，排便を促す効果を期待して用いられる．問いの内容は<u>炭酸水素ナトリウム</u>の説明．

☐ **225** グリセリンが配合された浣腸薬では，排便時に血圧低下を生じて，立ちくらみの症状が現れることがある．

    ○

☐ **226** グリセリンが配合された浣腸薬は，直腸の粘膜に損傷があり出血しているときに使用すると，赤血球の破壊や腎不全を起こすおそれがある．

○

☐ **227** 坐剤の浣腸薬に用いられる成分は，炭酸水素ナトリウムのみである．

× 炭酸水素ナトリウムのほか，ビサコジルも坐剤として用いられる．

☐ **228** 一般用医薬品の駆虫薬が対象とする寄生虫は，回虫や蟯虫，条虫，吸虫である．
★
× 対象とするのは，回虫と蟯虫であり，条虫や吸虫は対象外である．

☐ **229** 駆虫薬は腸管内に生息する虫体のほか，虫卵や腸管内以外に潜伏した幼虫（回虫の場合）にも駆虫作用を示す．
★
× 腸管内に生息する虫体にのみ作用するため，再度駆虫を必要とする場合には，1ヵ月以上間隔を置いてから使用することとされている．

☐ **230** 虫卵検査を受けて感染が確認された場合には，本人だけでなく，その家族も一緒に駆虫を図ることが基本となる．

○

☐ **231** 複数の駆虫薬を併用すると駆虫効果が高まる．

× 併用しても駆虫効果が高まることはなく，副作用が現れやすくなるほか，駆虫作用が減弱することもある．

☐ **232** 駆虫薬はその駆虫成分が腸管から吸収されて薬効をもたらす全身作用を目的とする医薬品である．

× 腸管内の局所作用を目的としており，消化管からの吸収は好ましくない全身作用を生じる原因となる．

☐ **233** 駆虫薬は，消化管内容物の消化・吸収に伴って駆虫成分の吸収が高まることから，食後に使用することとされているものが多い．

× 消化管からの駆虫成分の吸収は好ましくない全身作用を生じる原因となるため，空腹時に使用することとされているものが多い．

☐ **234** サントニンは，服用後，一時的に物が黄色く見えたり，耳鳴り，口渇が現れることがある．
★
○

第3章

☐ **235** フジマツモ科のマクリの全藻を基原とする生薬であるマクリは，サントニンを含む．

× サントニンではなく，カイニン酸が含まれる．

☐ **236** カイニン酸は，蟯虫の呼吸や栄養分の代謝を抑えて殺虫作用を示すとされる．
★

× 回虫に痙攣を起こさせる作用を示し，虫体を排便とともに排出させることを目的として用いられる．問いの内容はパモ酸ピルビニウムの説明．

☐ **237** ピペラジンリン酸塩は，アセチルコリン伝達を妨げて，回虫及び蟯虫の運動筋を麻痺
★ させる作用を示し，虫体を排便とともに排出させることを目的として用いられる．

○

12. 強心薬・高コレステロール改善薬

☐ **238** 心臓の働きが低下して十分な血液を送り出せなくなり，脈拍数を増やすことによってその不足を補おうとして動悸が起こる．

○

☐ **239** 酸素の供給が過多となり，呼吸運動によって取り込む空気の量を減らすことで，息切れが起こる．

× 酸素の供給が低下するため，呼吸運動によって取り込む空気の量を増やすことでそれを補おうとして，息切れが起こる．

☐ **240** 強心薬は，疲労やストレス等による軽度の心臓の働きの乱れについて，心臓の働きを整えて，動悸や息切れ等の症状の改善を目的としている．

○

☐ **241** ヒキガエル科のシナヒキガエル等の毒腺の分泌物を集めたものを基原として，微量で
★ 強い強心作用を示す生薬はa. b. どちらか．
a：センソ　　b：ジャコウ

a bのジャコウは，シカ科のジャコウジカの雄の麝香腺分泌物を基原とする生薬で，強心作用のほか，呼吸中枢を刺激して呼吸機能を高めたり，意識をはっきりさせる等の作用があるとされる．

☐ **242** センソは，皮膚や粘膜に触れると局所麻酔作用を示し，センソが配合された内服固形
★ 製剤は，口中で噛み砕くと舌が麻痺することがあるため，噛まずに服用することとされている．

○

☐ **243** センソは, 有効域が比較的狭く, 一般用医薬品では 1 日用量が 0.5 mg 以下となるよ
★ う用法・用量が定められている.

  × 5 mg 以下となるよう用法・用量が定められている.

☐ **244** ウシ科のウシの胆嚢中に生じた結石を基原として, 強心作用のほか, 末梢血管の拡張
★ による血圧降下, 興奮を静める等の作用があるとされる生薬は a. b. どちらか.
  a：ロクジョウ   b：ゴオウ

  b a のロクジョウは, シカ科のマンシュウアカジカ又はマンシュウジカの雄のまだ角化していない, 若しく
     は, わずかに角化した幼角を基原とし, 強心作用の他, 強壮, 血行促進等の作用があるとされる.

☐ **245** シンジュはボルネオールを含み, 中枢神経系の刺激作用による気つけの効果を期待し
て用いられる.

  × ウグイスガイ科のアコヤガイ, シンジュガイ又はクロチョウガイ等の外套膜組成中に病的に形成された顆
    粒状物質を基原とする生薬で, 鎮静作用等を期待して用いられる. 問いの内容はリュウノウの説明.

☐ **246** りょうけいじゅつかんとう
苓桂朮甘湯 には, 強心作用が期待される生薬が配合されている.

  × 強心作用が期待される生薬は含まれず, 主に尿量増加（利尿）作用により, 水毒の排出を促す
    ことを主眼とする.

☐ **247** 一般に, 強心薬を 5～6 日間使用して症状の改善がみられない場合には, 呼吸器疾患
や精神神経系の疾患といった心臓以外の要因も考えられる.

  ○

☐ **248** コレステロールは, 胆汁酸や副腎皮質ホルモン等の生理活性物質の産生に重要な物質
★ であり, コレステロールの産生及び代謝は, 主として膵臓で行われる.

  × 産生及び代謝は, 主として肝臓で行われる.

☐ **249** コレステロールは水に溶けやすい物質であるため, 血液中では血漿タンパク質と結合
★ したリポタンパク質となって存在する.

  × コレステロールは水に溶けにくい物質である.

☐ **250** リポタンパク質には, コレステロールを肝臓から末梢組織へ運ぶ低密度リポタンパク
質（LDL）や, 末梢組織のコレステロールを取り込んで肝臓へ運ぶ高密度リポタンパ
ク質（HDL）などがある.

  ○

第3章

note 水毒：漢方の考え方で, 体の水分が停滞したり偏在して, その循環が悪いことを意味する

□ **251** 血漿中のリポタンパク質のバランスの乱れは，生活習慣病を生じる以前の段階から自
覚症状を伴う.

   × 　生活習慣病を生じる以前の段階では<u>自覚症状を伴うものでない</u>.

□ **252** 脂質異常症とは，検査値として LDL が 140 mg/dL 以上，HDL が 40 mg/dL 未満，
★ 中性脂肪が 150 mg/dL 以上の全てを満たす状態を指す.

   × 　LDL が 140 mg/dL 以上，HDL が 40 mg/dL 未満，中性脂肪が 150 mg/dL 以上の<u>いずれか</u>
である状態を指す.

□ **253** 大豆油不鹸化物（ソイステロール）には，腸管におけるコレステロールの吸収を抑え
★ る働きがあるとされる.

   ○

□ **254** リノール酸は，コレステロールと結合して，代謝されやすいコレステロールエステル
を形成するとされ，肝臓におけるコレステロールの代謝を促す効果を期待して用いら
れる.

   ○

□ **255** パンテチンは，HDL 等の異化排泄を促進し，LDL 産生を高める作用があるとされる.
★

   × 　<u>LDL</u> 等の異化排泄を促進し，リポタンパクリパーゼ活性を高めて，<u>HDL</u> 産生を高める作用が
あるとされる.

□ **256** ビタミン B2（リボフラビン酪酸エステル等）は，コレステロールの生合成抑制と排
★ 泄・異化促進作用，中性脂肪抑制作用，過酸化脂質分解作用を有すると言われている.

   ○

□ **257** ビタミン E（トコフェロール酢酸エステル）は，コレステロールからの過酸化脂質の
★ 生成を抑えるほか，末梢血管における血行を促進する作用があるとされる.

   ○

□ **258** 高コレステロール改善薬の使用による対処は，食事療法，運動療法の補助的な位置づ
けである.

   ○

☐ **259** 目安としてウエスト周囲径（腹囲）が，男性なら 90 cm，女性なら 85 cm 以上である場合には生活習慣病を生じるリスクが高まるとされている．

　　× 　男性なら <u>85</u> cm，女性なら <u>90</u> cm 以上である場合とされている．

☐ **260**
★ 高コレステロール改善薬は，ウエスト周囲径（腹囲）を減少させるなどの痩身効果を目的とする．

　　× 　結果的に生活習慣病の予防につながるものであるが，<u>痩身効果を目的とする医薬品ではない</u>．

---

13. 貧血用薬・その他の循環器用薬

☐ **261**
★ 貧血は，その原因によりビタミン欠乏性貧血，鉄欠乏性貧血等に分類されるが，鉄製剤で改善できるのは，鉄欠乏性貧血のみである．

　　○

☐ **262**
★ 鉄分の摂取不足が生じることで，ヘモグロビン量が減少して，動悸，息切れ，血色不良，めまい等の貧血の症状がただちに現れる．

　　× 　鉄分の摂取不足を生じても，初期には貯蔵鉄や血清鉄が減少するのみでヘモグロビン量自体は<u>変化せず，ただちに貧血の症状は現れない</u>．

☐ **263** 体の成長が著しい年長乳児や幼児，月経血損失のある女性，鉄要求量の増加する妊婦・母乳を与える女性では，鉄欠乏状態を生じやすい．

　　○

☐ **264**
★ 鉄製剤を服用すると便が黒くなる場合があり，その際は服用を中止して医師等へ相談する必要がある．

　　× 　便が黒くなることがあるが，これは<u>使用の中止</u>を要する副作用等の異常ではない．ただし服用前から便が黒い場合は消化管内で出血している場合もあるため，服用前の便の状況との対比が必要である．

☐ **265** エネルギー合成を促進する目的で，貧血用薬に硫酸銅が配合されている場合がある．

　　× 　硫酸銅は，補充した鉄分を利用して<u>ヘモグロビンが産生される</u>のを助ける目的で，貧血用薬に配合されている場合がある．問いの内容は<u>硫酸マンガン</u>の説明．

---

note 貯蔵鉄：肝臓などに蓄えられている鉄
　　　血清鉄：ヘモグロビンを産生するために，貯蔵鉄が赤血球へと運ばれている状態

☐ 266　コバルトは赤血球ができる過程で必要不可欠なビタミン D の構成成分であり，骨髄で
★　　　の造血機能を高める目的で，貧血用薬に硫酸コバルトが配合されている場合がある.

　　　　×　ビタミン D ではなくビタミン B12 の構成成分である.

☐ 267　正常な赤血球の形成に働くビタミン B12 が貧血用薬に配合されている場合がある.
★　　　○

☐ 268　葉酸は，消化管内で鉄が吸収されやすい状態に保つことを目的として用いられる.

　　　　×　葉酸はビタミン B12 と同様に，正常な赤血球の形成に働く. 問いの内容はビタミン C の説明.

☐ 269　鉄分の吸収は空腹時のほうが高いとされており，消化器系への副作用を軽減するには，
★　　　食後に服用することが望ましい.

　　　　○

☐ 270　鉄製剤を服用する前後 30 分に緑茶やコーヒーを摂取すると，鉄の吸収がよくなるこ
★　　　とが知られている.

　　　　×　服用の前後 30 分に緑茶やコーヒーといったタンニン酸を含む飲食物を摂取すると，タンニン
　　　　　酸と反応して鉄の吸収が悪くなることがある.

☐ 271　鉄欠乏性貧血を予防するため，貧血の症状がみられる以前から継続的に鉄製剤を使用
　　　　することは適当でない.

　　　　○

☐ 272　日本薬局方収載のコウカを煎じて服用する製品は，冷え性及び血色不良に用いられる.

　　　　○

☐ 273　ユビデカレノンは，エネルギー代謝に関与する酵素の働きを助ける成分で，摂取され
★　　　た栄養素からエネルギーが産生される際にビタミン B 群とともに働く.

　　　　○

☐ 274　ユビデカレノンは，別名コエンザイム Q10 とも呼ばれ，15 歳未満の小児向けの一般
★　　　用医薬品が存在する.

　　　　×　15 歳未満の小児向けの製品はない.

☐ 275 ヘプロニカートは，ビタミン様物質の一種で，高血圧等における毛細血管の補強，強
★　化の効果を期待して用いられる．

　　　✕　ニコチン酸が遊離し，そのニコチン酸の働きによって末梢の血液循環を改善する作用を示すと
　　　　　される．問いの内容はルチンの説明．

☐ 276 三黄瀉心湯は，構成生薬としてダイオウを含み，便秘傾向のあるものの高血圧の随伴
　　　症状や，鼻血，血の道症などに適すとされる．

　　　○

☐ 277 七物降下湯は，体力中等度以下で，顔色が悪くて疲れやすく，胃腸障害のないものの
　　　高血圧に伴う随伴症状（のぼせ，肩こり，耳鳴り，頭重）に適すとされるが，15 歳
　　　未満の小児への使用は避ける必要がある．

　　　○

14. 痔の薬

☐ 278 痔は，肛門部に過度の負担をかけることやストレス等により生じる生活習慣病である．

　　　○

☐ 279 食物繊維や香辛料などの刺激性のある食べ物の摂取を心がけることは，痔の予防に効
　　　果的である．

　　　✕　痔の予防には，刺激性のある食べ物を避けることが効果的である．

☐ 280 痔瘻は，肛門に存在する細かい血管群が部分的に拡張し，肛門内にいぼ状の腫れが生
★　じたもので，一般に「いぼ痔」と呼ばれる．

　　　✕　肛門内部に存在する肛門腺窩と呼ばれる小さなくぼみに糞便の滓が溜まって炎症・化膿を生じ
　　　　　た状態である．問いの内容は痔核の説明．

☐ 281 肛門の出口側にできた外痔核は，内痔核と異なり，排便と関係なく，出血や患部の痛
　　　みを生じる．

　　　○

☐ 282 裂肛は，肛門の出口からやや内側の上皮に傷が生じた状態であり，一般に「切れ痔」
★　と呼ばれる．

　　　○

第3章

☐ **283** 内用痔疾用薬と外用痔疾用薬を併せて用いると副作用の危険性が高まるため，併用は
★ 　避ける必要がある．

　　　× 　内用痔疾用薬と外用痔疾用薬を併せて用いると<u>効果的</u>である．

☐ **284** 外用痔疾用薬は局所に適用されるもので，全身的な影響を生じることはない．

　　　× 　外用痔疾用薬の坐剤及び注入軟膏では，成分の一部が直腸粘膜から吸収されて循環血流中に入
　　　　りやすく，<u>全身的な影響を生じる</u>ことがある

☐ **285** ジブカイン塩酸塩は，局所への穏やかな冷感刺激によって痒みを抑える効果を期待し
　　　た局所刺激成分である．

　　　× 　<u>局所麻酔成分</u>であり，皮膚や粘膜などの局所に適用されると，その周辺の知覚神経に作用して
　　　　刺激の伝達を可逆的に遮断する作用を示す．

☐ **286** リドカインが配合された坐剤及び注入軟膏では，まれに重篤な副作用としてショック
★ 　（アナフィラキシー）を生じることがある．

　　　○

☐ **287** ジフェンヒドラミン塩酸塩等の抗ヒスタミン成分は，痔に伴う痒みを和らげることを
　　　目的として，外用痔疾用薬に配合されることがある．

　　　○

☐ **288** クロタミトンは，痔疾患に伴う局所の感染を防止することを目的として外用痔疾用薬
★ 　に配合されることがある．

　　　× 　局所への<u>熱感刺激</u>により痒みを抑える<u>局所刺激成分</u>である．

☐ **289** ヒドロコルチゾン酢酸エステルは非ステロイド性抗炎症成分であり，外用痔疾用薬で
★ 　は痔による肛門部の炎症や痒みを和らげる作用がある．

　　　× 　<u>ステロイド性抗炎症成分</u>で，炎症や痒みを和らげる作用がある．

☐ **290** ステロイド性抗炎症成分が配合された坐剤及び注入軟膏では，その含有量によらず長
　　　期連用を避ける必要がある．

　　　○

☐ **291** アラントインは，痔による肛門部の創傷の治癒を促す効果を期待して外用痔疾用薬に
★ 　配合されることがある．

　　　○

□ 292 テトラヒドロゾリン塩酸塩は，比較的緩和な抗炎症作用を示す成分として外用痔疾用
★ 薬に配合されることがある．

× アドレナリン作動成分であり，血管収縮作用による止血効果がある．

□ 293 クロルヘキシジン塩酸塩や，デカリニウム塩化物は殺菌消毒成分であり，外用痔疾用
薬に配合されることがある．

○

□ 294 ムラサキ科のムラサキの根を基原として，新陳代謝促進，殺菌，抗炎症等の作用を期
★ 待して用いられる生薬は a. b. どちらか．
a：カイカ　　　b：シコン

b　a のカイカは，マメ科のエンジュの蕾を基原とする生薬で，主に止血効果を期待して用いられ
る．

□ 295 ビタミン A は，肛門周囲の末梢血管の血行を改善する作用を期待して外用痔疾用薬に
配合されることがある．

× 傷の治りを促す作用を期待して配合されることがある．問いの内容はビタミン E の説明．

□ 296 痔に伴う症状の緩和を目的として，センナやダイオウが内用痔疾用薬に配合されてい
る場合がある．

○

□ 297 シソ科のコガネバナの周皮を除いた根を基原として，抗炎症作用を期待して用いられ
る生薬は a. b. どちらか．
a：オウゴン　　　b：セイヨウトチノミ

a　b のセイヨウトチノミは，トチノキ科のセイヨウトチノキ（マロニエ）の種子を用いた生薬
で，抗炎症作用を期待して用いられる．

□ 298 カルバゾクロムは，肛門周囲の鬱血を改善する働きがあるとされる．

× 毛細血管を補強，強化して出血を抑える働きがあるとされる．

□ 299 乙字湯は，体力中等度以上で大便が硬く，便秘傾向のあるものの痔核（いぼ痔），切れ
★ 痔，便秘，軽度の脱肛に適すとされ，構成生薬としてカンゾウ，ダイオウを含む．

○

15. 泌尿器用薬

- [ ] **300** ツツジ科のクマコケモモの葉を基原として，利尿作用のほかに尿路の殺菌消毒効果を
★ 期待して用いられる生薬はa. b. どちらか.
  a：ウワウルシ　　　b：キササゲ

  a　bのキササゲは，ノウゼンカズラ科のキササゲ等の果実を基原とする生薬で，尿量増加（利尿）作用を期待して用いられる.

- [ ] **301** アケビ科のアケビ又はミツバアケビの蔓性の茎を，通例，横切りしたものを基原とし
★ て，尿量増加（利尿）作用を期待して用いられる生薬はa. b. どちらか.
  a：カゴソウ　　　b：モクツウ

  b　aのカゴソウは，シソ科のウツボグサの花穂を基原とする生薬で，尿量増加（利尿）作用を期待して用いられる.

- [ ] **302** 日本薬局方収載のカゴソウは，煎薬として残尿感，排尿に際して不快感のあるものに用いられる.

  ○

- [ ] **303** 牛車腎気丸は，体力に関わらず，排尿異常があり，ときに口が渇くものの排尿困難，
★ 排尿痛，残尿感，頻尿，むくみに適すとされる.

  ×　体力中等度以下で，疲れやすくて，四肢が冷えやすく尿量減少し，むくみがあり，ときに口渇があるものの下肢痛，腰痛，しびれ，高血圧に伴う随伴症状の改善等に適すとされる. 問いの内容は猪苓湯の説明.

- [ ] **304** 八味地黄丸は，体力中等度以下で，疲れやすくて，四肢が冷えやすく，尿量減少又は
★ 多尿でときに口渇があるものの下肢痛，腰痛，しびれ，排尿困難，夜間尿，頻尿，高血圧に伴う随伴症状の改善（肩こり，頭重，耳鳴り），尿漏れ等に適すとされる.

  ○

- [ ] **305** 六味丸は，体力中等度以上で，下腹部に熱感や痛みがあるものの排尿痛，残尿感，尿
★ の濁り，こしけ（おりもの），頻尿に適すとされる.

  ×　体力中等度以下で，疲れやすくて尿量減少又は多尿で，ときに手足のほてり，口渇があるものの排尿困難，残尿感，頻尿，むくみ，痒み，夜尿症，しびれに適すとされる. 問いの内容は竜胆瀉肝湯の説明.

16. 婦人薬

- [ ] **306** 女性の月経は，子宮の内壁を覆っている膜（子宮内膜）が剥がれ落ち，血液（経血）と共に排出される生理現象である.

  ○

307 月経周期は，個人差により約21〜40日と幅があり，卵巣で産生される女性ホルモンのみが関与している．

× 種々のホルモンの相互作用によって調節されており，視床下部や下垂体で産生されるホルモンや卵巣で産生される女性ホルモンが関与する．

308
★ 月経前症候群は，月経の約10〜3日前に現れ，月経終了と共に消失する腹部膨満感，頭痛，乳房痛などの身体症状や感情の不安定，興奮，抑鬱などの精神症状を主体とする．

× 月経の約10〜3日前に現れ，月経開始と共に消失する．

309 血の道症とは，臓器・組織の形態的異常がなく，精神神経症状が現れる病態であり，更年期特有の症状である．

× 年齢的に必ずしも更年期に限らない．

310
★ エチニルエストラジオールは，膣粘膜又は外陰部に適用されるものがあり，適用部位から吸収されて循環血液中に移行する．

○

311
★ 女性ホルモン成分は，長期連用により血栓症を生じるおそれがあり，また，乳癌や脳卒中などの発生確率が高まる可能性もある．

○

312
★ アヤメ科のサフランの柱頭を基原として，鎮静，鎮痛のほか，女性の滞っている月経を促す作用を期待して用いられる生薬a. b. はどちらか．
a：サフラン　　b：センキュウ

a bのセンキュウは，セリ科のセンキュウの根茎を，通例，湯通ししたものを基原とする．血行を改善し，血色不良や冷えの症状を緩和するほか，強壮，鎮静，鎮痛等の作用を期待して用いられる．

313 鎮痛鎮痙作用を期待して，サンソウニン，カノコソウが婦人薬に配合されている場合がある．

× 鎮痛鎮痙作用を期待して，シャクヤクやボタンピが配合されている場合がある．サンソウニンやカノコソウは，鎮静作用が期待できる．

314
★ 温清飲（うんせいいん）は，体力中等度以下で，手足がほてり，唇が乾くものの月経不順，月経困難，こしけ（おりもの），更年期障害等に適すとされ，構成生薬としてカンゾウを含む．

× 体力中等度で皮膚はかさかさして色つやが悪く，のぼせるものの月経不順，月経困難，血の道症，更年期障害，神経症，湿疹・皮膚炎に適すとされ，構成生薬としてカンゾウを含まない．問いの内容は温経湯（うんけいとう）の説明．

第3章

□ 315 加味逍遙散は，比較的体力があり，ときに下腹部痛，肩こり，頭重，めまい，のぼせ
★ て足冷えなどを訴えるものの，月経不順，更年期障害，血の道症，肩こり，打ち身
    （打撲症），にきび等に適すとされる．

　　× 体力中等度以下でのぼせ感があり，肩がこり，疲れやすく，いらだちなどの精神神経症状，ときに便秘の
　　　 傾向のあるものの冷え症，月経不順，不眠症等に適すとされる．問いの内容は桂枝茯苓丸の説明．

□ 316 五積散は，体の虚弱な人（体力の衰えている人，体の弱い人），胃腸の弱い人，発汗
★ 傾向の著しい人では，不向きとされ，構成生薬としてカンゾウとマオウを含む．

　　○

□ 317 柴胡桂枝乾姜湯は，体力中等度以上で，のぼせて便秘しがちなものの月経不順，月経
★ 痛，月経時や産後の精神不安，便秘，高血圧の随伴症状（頭痛，めまい，肩こり）等
    に適すとされ，構成生薬としてダイオウを含む．

　　× 体力中等度以下で，冷え症，貧血気味，神経過敏で，動悸，息切れ，ときにねあせ，頭部の発汗，口の渇
　　　 きがあるものの更年期障害，かぜの後期の症状等に適すとされる．問いの内容は桃核承気湯の説明．

□ 318 内服で用いられる婦人薬は，比較的速やかに作用が出現し，短期間の使用で効果が得
    られるとされる．

　　× 比較的作用が穏やかで，ある程度長期間使用することによって効果が得られるとされる．

□ 319 月経不順は，過度のストレスや，不適切なダイエット等による栄養摂取の偏りによっ
    て起こることがある．

　　○

17. 内服アレルギー用薬

□ 320 アレルゲンが体内に入り込むと，その物質を特異的に認識した免疫グロブリン（抗体）
★ によって神経細胞が刺激され，ヒスタミンやプロスタグランジン等の物質が遊離する．

　　× 免疫グロブリンによって肥満細胞が刺激され，ヒスタミンやプロスタグランジン等の物質が遊
　　　 離する．

□ 321 ヒスタミンは，器官や組織の表面に分布する受容体と反応することで，血管拡張，血
    管透過性亢進等の作用を示す．

　　○

□ 322 皮膚への物理的な刺激によりヒスタミンが肥満細胞から遊離して蕁麻疹を生じることがある.

○

□ 323 内服アレルギー用薬は，アドレナリン作動成分が主体として配合されている.

× 抗ヒスタミン成分が主体として配合されている.

□ 324 ケトチフェンは，抗ヒスタミン作用がないため，乗物または機械類の運転操作に支障
★ を及ぼすことはない.

× ケトチフェンは抗ヒスタミン成分であり，副作用として眠気が促されるため，乗物又は機械類の運転操作を避けることとされている.

□ 325 メキタジンは，まれに重篤な副作用としてショック（アナフィラキシー），肝機能障害，血小板減少を生じることがある.

○

□ 326 鼻炎用内服薬には，皮膚や鼻粘膜の炎症を和らげることを目的として，ブロメラインが配合されている場合がある.

○

□ 327 フェニレフリン塩酸塩は，知覚神経を麻痺させることで鼻粘膜の充血や腫れを和らげ
★ る.

× アドレナリン作動成分であり，交感神経系を刺激して鼻粘膜の血管を収縮させることによって鼻粘膜の充血や腫れを和らげる.

□ 328 プソイドエフェドリン塩酸塩は，他のアドレナリン作動成分に比べて中枢神経系に対
★ する作用が強く，副作用として不眠や神経過敏が現れることがある.

○

□ 329 プソイドエフェドリン塩酸塩は，パーキンソン病治療薬のモノアミン酸化酵素阻害剤との併用により，代謝が妨げられて，副作用が現れやすくなるおそれが高く，使用を避ける必要がある.

○

第3章

☐ **330** ベラドンナはナス科の草本で，その葉や根に，ヒスタミンの働きを抑える作用を示すアルカロイドを含む．

　　× 　<u>副交感神経系</u>の働きを抑える作用を示すアルカロイドを含む．

☐ **331** モクレン科のタムシバ，コブシ，ボウシュンカ，マグノリア・スプレンゲリ又はハクモクレン等の蕾を基原として，鎮静，鎮痛の作用を期待して用いられる生薬はa. b. どちらか．
　　a：シンイ　　　　b：ケイガイ

　　a 　bのケイガイは，<u>シソ科のケイガイの花穂を基原とする生薬で，発汗，解熱，鎮痛等の作用を有するとされ，鼻閉への効果を期待して用いられる．

☐ **332** 内服アレルギー用薬に用いられる漢方処方製剤においては，いずれも構成生薬として
★ 　カンゾウを含む．

　　× 　<u>茵蔯蒿湯</u>，<u>辛夷清肺湯</u>は，構成生薬としてカンゾウを含まない．

☐ **333** 茵蔯蒿湯，十味敗毒湯，消風散，当帰飲子は皮膚の症状を主とする人に適すとされる．

　　○

☐ **334** 十味敗毒湯は，体力中等度以上で口渇があり，尿量少なく，便秘するものの蕁麻疹，
★ 　口内炎，皮膚の痒みに適すとされる．

　　× 　体力中等度なものの皮膚疾患で，発赤があり，ときに化膿するものの<u>化膿性皮膚疾患・急性皮膚疾患の初期</u>，蕁麻疹，湿疹・皮膚炎，水虫に適すとされる．問いの内容は<u>茵蔯蒿湯</u>の説明．

☐ **335** 消風散は，体力中等度以上の人の皮膚疾患で，痒みが強くて分泌物が多く，ときに局所の熱感があるものの湿疹・皮膚炎，蕁麻疹，水虫，あせもに適すとされる．

　　○

☐ **336** 葛根湯加川芎辛夷は，比較的体力のあるものの鼻づまり，蓄膿症，慢性鼻炎に適すと
★ 　され，構成生薬としてカンゾウとダイオウを含む．

　　× 　構成生薬としてカンゾウとマオウを含むが，<u>ダイオウは含まない</u>．

☐ **337** 荊芥連翹湯は，体力中等度以上で，濃い鼻汁が出て，ときに熱感を伴うものの鼻づま
★ 　り，慢性鼻炎，蓄膿症に適すとされる．

　　× 　体力中等度以上で皮膚の色が<u>浅黒く</u>，ときに手足の裏に脂汗をかきやすく腹壁が緊張しているものの蓄膿症，慢性鼻炎，慢性扁桃炎，にきびに適すとされる．問いの内容は<u>辛夷清肺湯</u>の説明．

────────────────────────────────

[note] アルカロイド：窒素原子を含む天然由来の化合物

□ 338 辛夷清肺湯は，まれに重篤な副作用として肝機能障害，間質性肺炎，腸間膜静脈硬化
症が現れることが知られている．

○

□ 339 皮膚症状が治まると喘息が現れるというように，種々のアレルギー症状が連鎖的に現
れる場合は，一般用医薬品によって一時的な対処を図るよりも，医療機関で総合的な
診療を受けた方がよい．

○

□ 340 アレルギー症状を軽減するには，継続的にアレルギー用薬を使用するといった対応が
図られることが重要である．

× 一般用医薬品のアレルギー用薬は，一時的な症状の緩和に用いられるものであり，アレルギー症状を軽減
するには日常生活におけるアレルゲンの除去・回避といった根源的な対応が図られることが重要である．

□ 341 一般用医薬品の内服アレルギー用薬（漢方処方製剤を含む）には，アトピー性皮膚炎
による慢性湿疹等の治療に用いることを目的とするものはない．

○

□ 342 皮膚感染症により湿疹やかぶれ等に似た症状が現れた場合には，まずはアレルギー用
薬によって痒み等の緩和を図ることが重要である．

× アレルギー用薬によって一時的な痒み等の緩和を図ることは適当ではなく，皮膚感染症そのも
のに対する対処を優先する必要がある．

18. 鼻に用いる薬

□ 343 急性鼻炎は，アレルゲンに対する過敏反応によって引き起こされる鼻粘膜の炎症であ
る．

× 鼻腔内に付着したウイルスや細菌が原因となって生じる鼻粘膜の炎症である．問いの内容はア
レルギー性鼻炎の説明．

□ 344 慢性化した急性鼻炎は一般に蓄膿症と呼ばれる．

× 一般に蓄膿症とは，副鼻腔炎が慢性化したものである．

□ 345 鼻炎用点鼻薬は，鼻炎の原因そのものを取り除くことができる．

× 鼻づまり，鼻みず，くしゃみ，頭重といった諸症状を緩和するものである．

☐ **346** 鼻炎用点鼻薬の剤形は，スプレー式で鼻腔内に噴霧するものが多く，アドレナリン作動成分が主体として配合されている．

○

☐ **347** スプレー式鼻炎用点鼻薬は，噴霧後に鼻汁とともに逆流する場合があるので，使用前
★ に鼻をよくかんでおく必要がある．

○

☐ **348** ナファゾリン塩酸塩は，交感神経系を刺激して鼻粘膜を通っている血管を収縮させる
★ ことにより，鼻粘膜の充血や腫れを和らげる．

○

☐ **349** クロルフェニラミンマレイン酸塩が配合された点鼻薬は，過度に使用されると鼻粘膜
★ の血管が反応しなくなり，逆に血管が拡張して二次充血を招き，鼻づまりがひどくなりやすい．

✕ 過度な使用により，二次充血を招くのはアドレナリン作動成分が配合された点鼻薬である．クロルフェニラミンマレイン酸塩は抗ヒスタミン成分である．

☐ **350** クロモグリク酸ナトリウムは，ヒスタミンの働きを抑える作用を示し，鼻炎や副鼻腔
★ 炎全般に有効である．

✕ 肥満細胞からヒスタミンの遊離を抑える作用を示す．また，アレルギー性でない鼻炎や副鼻腔炎に対しては無効である．

☐ **351** リドカインは，鼻粘膜の過敏性や痛みや痒みを抑えることを目的として，点鼻薬に配合されている場合がある．

○

☐ **352** ベンザルコニウム塩化物は，くしゃみや鼻汁等の症状を緩和することを目的として，点鼻薬に配合されている場合がある．

✕ 殺菌消毒成分であり，鼻粘膜を清潔に保ち，細菌による二次感染を防止することを目的としている．

☐ **353** 一般用医薬品の鼻炎用点鼻薬の対応範囲は，急性又はアレルギー性の鼻炎及びそれに
★ 伴う副鼻腔炎，蓄膿症である．

✕ 蓄膿症などの慢性のものを対象としていない．

☐ **354** かぜ症候群等に伴う鼻炎症状の場合，鼻炎が続くことで，中耳炎につながることもある．

○

☐ **355** 鼻粘膜が腫れてポリープ（鼻茸）となっている場合には，医療機関における治療が必要となる．

○

19. 眼科用薬

☐ **356** 一般用医薬品の点眼薬は，その主たる配合成分から，人工涙液，一般点眼薬，抗菌性点眼薬，アレルギー用点眼薬に大別される．

○

☐ **357** 人工涙液は，涙液成分を補うことを目的とするもので，目の疲れやコンタクトレンズ装着時の不快感には用いられない．

×　目の疲れや乾き，コンタクトレンズ装着時の不快感等に用いられる．

☐ **358** 一般点眼薬は，目の疲れや痒み，結膜充血等の症状を抑える成分が配合されているものである．

○

☐ **359** 一般用医薬品の点眼薬には，緑内障の症状を改善できるものもある．
★

×　緑内障の症状を改善できるものはない．

☐ **360** コンタクトレンズ装着液については，医薬部外品として認められているものもある．

○

☐ **361** 点眼薬は，結膜嚢に適用するものであるため，通常，無菌的に製造されている．
★

○

第3章

☐ **362** 点眼薬 1 滴の薬液の量は約 30 μL であるのに対して，結膜嚢の容積は 50 μL 程度
★ とされており，一度に何滴も点眼しなければ十分な効果が得られない．

　　× 　1 滴の薬液の量は約 50 μL であるのに対して，結膜嚢の容積は 30 μL 程度とされており，一
　　　　度に何滴も点眼しても効果が増すわけではない．

☐ **363** 点眼後に目頭を押さえると，薬液が鼻腔内へ流れ込み副作用を招きやすい．
★

　　× 　点眼後に目頭を押さえると，薬液が鼻腔内へ流れ込むのを防ぐことができ，効果的とされる．

☐ **364** コンタクトレンズをしたままでの点眼は，ソフトコンタクトレンズ，ハードコンタク
トレンズに関わらず，添付文書に使用可能と記載されてない限り行うべきでない．

　　○

☐ **365** 1 回使い切りタイプとして防腐剤を含まない点眼薬では，ソフトコンタクトレンズ装
着時に使用できるものがある．

　　○

☐ **366** ネオスチグミンメチル硫酸塩は，毛様体におけるアセチルコリンの働きを抑える作用
★ を示し，目の調節機能を改善する効果を目的として用いられる．

　　× 　コリンエステラーゼの働きを抑える作用を示し，毛様体におけるアセチルコリンの働きを助け
　　　　ることで，目の調節機能を改善する．

☐ **367** 結膜を通っている血管を収縮させて目の充血を除去することを目的として，エフェド
★ リン塩酸塩が点眼薬に配合されている場合がある．

　　○

☐ **368** プラノプロフェンは，炎症の原因となる物質の生成を抑え，目の炎症を改善する．
★
　　○

☐ **369** イプシロン-アミノカプロン酸は，炎症を生じた眼粘膜の組織修復を促す作用を示す．

　　× 　炎症の原因となる物質の生成を抑える作用を示す．

☐ **370** コンドロイチン硫酸ナトリウムは，洗眼薬として用時水に溶解し，結膜嚢の洗浄・消
毒に用いられる．

　　× 　結膜や角膜の乾燥を防ぐことを目的として用いられる．問いの内容はホウ酸の説明．

□ 371 ヒアルロン酸ナトリウムは，結膜や角膜の乾燥を防ぐことを目的として，点眼薬に配
★ 合されている．

× 有効成分としてではなく添加物（粘稠化剤）として用いられ，コンドロイチン硫酸ナトリウム
と結合することにより，その粘稠性を高める．

□ 372 点眼薬には，目の痒みを抑える成分として，クロルフェニラミンマレイン酸塩やクロ
モグリク酸ナトリウムが配合されている場合がある．

○

□ 373 スルファメトキサゾールは，抗菌作用を示し，結膜炎やものもらい（麦粒腫）などの
★ 化膿性の症状を改善する．

○

□ 374 サルファ剤は，ウイルスや真菌の感染に対する効果が期待できる．

× 細菌の感染に対し効果があるが，ウイルスや真菌に対しては効果がない．

□ 375 パンテノールは，目の調節機能の回復を促す効果を期待して点眼薬に用いられる．

○

□ 376 アスパラギン酸カリウムは，アミノ酸成分であり，新陳代謝を促し，目の疲れを改善
する効果が期待できる．

○

20. 皮膚に用いる薬

□ 377 外皮用薬は，表皮の角質層が柔らかくなることで，有効成分が浸透しやすくなること
から，入浴後に用いるのが効果的とされる．

○

□ 378 軟膏剤やクリーム剤は，いったん手の甲などに必要量を取ってから患部に塗布するこ
★ とが望ましい．

○

□ **379** 貼付剤は，効果を一定にするために同じ部位に連続して貼付した方がよい.
★

    × 同じ部位に連続して貼付すると，かぶれ等を生じやすくなる.

□ **380** スプレー剤，エアゾール剤は，強い刺激を生じるおそれがあるため，目の周囲や粘膜への使用は避けることとされている.

    ○

□ **381** スプレー剤やエアゾール剤は，薬液の飛散を防ぐため至近距離から噴霧することが望ましい.
★

    × 至近距離から噴霧したり，同じ部位に連続して噴霧すると，凍傷を起こすことがある. 連続して噴霧する時間は 3 秒以内とすることが望ましい.

□ **382** アクリノールやオキシドール，マーキュロクロムはいずれも一般細菌類の一部（連鎖球菌，黄色ブドウ球菌などの化膿菌）と真菌に対する殺菌消毒作用を示すが，結核菌，ウイルスに対しては効果がない.
★

    × いずれも一般細菌類の一部に殺菌消毒作用を示すが，真菌，結核菌，ウイルスに対しては効果がない.

□ **383** アクリノールは，黄色の色素であり，衣類等に付着すると黄色く着色し，脱色しにくくなることがある.

    ○

□ **384** オキシドールの作用は持続的で，組織への浸透性は高い.
★

    × 持続性に乏しく，また，組織への浸透性も低い.

□ **385** 消毒用エタノールの作用は，過酸化水素の分解に伴って発生する活性酸素による酸化および発生する酸素による泡立ちによる物理的な洗浄効果である.

    × 消毒用エタノールは，アルコール分が微生物のタンパク質を変性させ，それらの作用を消失させる効果がある. 問いの内容はオキシドールの説明.

□ **386** ヨウ素の殺菌力は，アルカリ性になると低下するため，石鹸等と併用する場合には，石鹸分をよく洗い落としてから使用するべきである.
★

    ○

□ **387** ポビドンヨードは，ヨウ素及びヨウ化カリウムをエタノールに溶解させたもので，ヨウ素による酸化作用により，結核菌を含む一般細菌類，真菌類，ウイルスに対して殺菌消毒作用を示す.

　× ヨウ素を<u>ポリビニルピロリドン</u>（PVP）と呼ばれる担体に結合させて水溶性とし，徐々にヨウ素が遊離して殺菌作用を示すように工夫されたものである.

□ **388** ヨードチンキは，マーキュロクロム液と混ざると不溶性沈殿を生じて殺菌作用が低下
★ する.

　○

□ **389** クロルヘキシジン塩酸塩は，結核菌を含む一般細菌類，真菌類に対して比較的広い殺
★ 菌消毒作用を示すが，ウイルスに対する殺菌消毒作用はない.

　× <u>結核菌</u>，ウイルスに対する殺菌消毒作用はない.

□ **390** マーキュロクロムは，有機水銀の一種であり，皮膚浸透性が高く，通常の使用におい
★ て水銀中毒を生じる.

　× 皮膚浸透性が<u>低く</u>，通常の使用において水銀中毒を<u>生じることはない</u>.

□ **391** チモールは，細菌や真菌類のタンパク質を変性させることにより殺菌消毒作用を示す.

　○

□ **392** 出血しているときは，創傷部に清潔なガーゼやハンカチ等を当てて，心臓より高くして圧迫すると，止血効果が高い.

　○

□ **393** 火傷（熱傷）で水疱（水ぶくれ）ができた場合は，なるべく早くこれを破り，乾燥させることが細胞を活性化させ，治癒を早くする.

　× 水疱（水ぶくれ）が破れると，<u>感染を起こして化膿することがある</u>ため，破らないようにガーゼ等で軽く覆うとよい.

□ **394** 汚れが残ったまま，創傷表面を乾燥させるタイプの医薬品を使用すると，内部で雑菌
★ が増殖して化膿することがある.

　○

□ 395 通常，人間の外皮表面には「皮膚常在菌」が存在しており，創傷部に殺菌消毒薬を繰り返し適用する必要がある.

× 殺菌消毒薬を繰り返し適用すると，皮膚常在菌が殺菌されてしまい，また，殺菌消毒成分により組織修復が妨げられて，かえって治癒しにくくなったり，状態を悪化させることがある.

□ 396 デキサメタゾンやプレドニゾロン酢酸エステルは，副腎皮質ホルモン（ステロイドホ
★　ルモン）と共通する化学構造を持つ化合物である.

○

□ 397 ステロイド性抗炎症成分は，末梢組織の免疫機能を低下させる作用を示し，細菌，真
★　菌，ウイルス等による皮膚感染や持続的な刺激感の副作用が現れることがある.

○

□ 398 外皮用薬で用いられるステロイド性抗炎症成分は，広範囲に生じた皮膚症状や，慢性の湿疹・皮膚炎など幅広く使用できる.

× 体の一部分に生じた湿疹，皮膚炎，虫さされ等の一時的な皮膚症状の緩和を目的とするものである.

□ 399 ステロイド性抗炎症成分をコルチゾンに換算して 1 g 又は 1 mL 中 0.025 mg を超えて含有する外皮用薬では，特に長期連用を避ける必要がある.

○

□ 400 ブフェキサマクやウフェナマートは，筋肉痛，関節痛等による鎮痛等を目的として用
★　いられる非ステロイド性抗炎症成分である.

× 皮膚の炎症によるほてりや痒み等の緩和を目的として用いられる非ステロイド性抗炎症成分である.

□ 401 ウフェナマートは，炎症を生じた組織に働いて，細胞膜の安定化，活性酸素の生成抑制などの作用により，抗炎症作用を示すと考えられている.

○

□ 402 外皮用薬として用いられるフェルビナクやピロキシカムは，皮膚表面のプロスタグラ
★　ンジンの産生を抑える作用を示すため，筋肉痛，関節痛には効果が期待できない.

× 皮膚の下層にある骨格筋や関節部まで浸透してプロスタグランジンの産生を抑える作用を示し，筋肉痛，関節痛，打撲等に用いられる.

□ 403 インドメタシンは，鎮痛作用のほか，殺菌作用も示すため，皮膚感染症に対して効果
★ が期待できる．

   × 殺菌作用がないため皮膚感染症に対して効果がなく，痛みや腫れを鎮めることでかえって皮膚
   感染が自覚されにくくなるおそれがある．

□ 404 インドメタシンを主薬とする外皮用薬では，11 歳未満の小児（インドメタシン含量
1％の貼付剤では 15 歳未満の小児）向けの製品はない．

   ○

□ 405 外皮用薬として用いられる非ステロイド性抗炎症成分は，内服とは異なり喘息の副作
用を引き起こすことはない．

   × 内服で用いられる解熱鎮痛成分と同様，喘息の副作用を引き起こす可能性がある．

□ 406 ブフェキサマク，ケトプロフェン，ピロキシカムはいずれも光線過敏症の副作用を生
★ じることがある．

   ○

□ 407 イブプロフェンピコノールは，吹き出物に伴う皮膚の発赤や腫れを抑えるほか，吹き
出物の拡張を抑える作用があるとされ，専らにきび治療薬として用いられる．

   ○

□ 408 ユーカリ油やハッカ油は，皮膚に冷感刺激を与え，その部位を通っている血管を収縮
させることによる止血効果が期待できる．

   × 皮膚表面に冷感刺激を与え，軽い炎症を起こして反射的な血管の拡張による患部の血行を促す
   効果や知覚神経を麻痺させることによる鎮痛・鎮痒の効果を期待される．

□ 409 カプサイシン，ノニル酸ワニリルアミドといった温感刺激成分を主薬とする貼付剤は，
★ 入浴 1 時間前には剥がし，入浴後は皮膚のほてりが鎮まってから貼付するべきであ
る．

   ○

□ 410 酸化亜鉛は，患部のタンパク質と結合して皮膜を形成し，皮膚を保護する作用を示す
★ ため，患部が浸潤又は化膿している場合や傷が深いときに適す．

   × 患部が浸潤又は化膿している場合や傷が深いときなどには，酸化亜鉛により表面だけを乾燥さ
   せ，かえって症状を悪化させるおそれがあり，使用を避けることとされている．

第3章

□ **411** アドレナリン作動成分が配合された外皮用薬は，血管を収縮させることによる止血効果が期待できる．

○

□ **412** ヘパリン類似物質は，血行促進作用のほか，抗炎症作用や保湿作用も期待される．

○

□ **413** 紫雲膏は，急性化膿性皮膚疾患（腫れ物）の初期，打ち身，捻挫に適すとされる．

× ひび，あかぎれ，しもやけ，うおのめ，あせも，ただれ，外傷，火傷，痔核による疼痛，肛門裂傷，湿疹・皮膚炎に適すとされる．問いの内容は中黄膏の説明．

□ **414** うおのめは，角質層の一部が単純に肥厚したもので芯がなく，通常，痛みは伴わない．
★

× 角質の芯が真皮にくい込んでいるため，圧迫されると痛みを感じる．問いの内容はたこの説明．

□ **415** ウイルス性のいぼは自然寛解することがない．

× 1〜2 年で自然寛解することが多い．

□ **416** サリチル酸は，角質成分を溶解することにより角質軟化作用を示す．
★

○

□ **417** イオウは，皮膚の角質層を構成するセラミドを変質させることにより，角質軟化作用を示す．
★

× 角質層を構成するケラチンを変質させることにより，角質軟化作用を示す．

□ **418** 角質層の水分保持量を高め，皮膚の乾燥を改善することを目的として，グリセリンや尿素が用いられることがある．

○

□ **419** にきびの発生要因の一つとして，皮膚糸状菌（白癬菌）という真菌類の一種が皮膚に寄生することが挙げられる．

× にきびの発生要因の一つとして，老廃物がつまった毛穴の中で皮膚常在菌であるにきび桿菌（アクネ菌）が繁殖することが挙げられる．

□ **420** スルファジアジンは，細菌の細胞壁合成を阻害することにより抗菌作用を示す．
★

× スルファジアジン等のサルファ剤は，細菌の DNA 合成を阻害することにより抗菌作用を示す．問いの内容はバシトラシンの説明．

☐ **421** クロラムフェニコールは，細菌のタンパク質合成を阻害することにより抗菌作用を示
★ す．

○

☐ **422** 一般的に，みずむしのじゅくじゅくと湿潤している患部には軟膏又はクリームが，皮
★ 膚が厚く角質化している部分には液剤が適している．

○

☐ **423** 湿疹か皮膚糸状菌による皮膚感染かはっきりしない場合には，抗真菌成分が配合され
た医薬品を使用すべきである．

× 湿疹に抗真菌成分を使用すると，かえって湿疹の悪化を招くことがあるため，湿疹疑われる場
合には，抗真菌成分が配合された医薬品を使用することは適当でない．

☐ **424** クロトリマゾールは，皮膚糸状菌の細胞膜を構成する成分の産生を妨げたり，細胞膜
★ の透過性を変化させることにより，その増殖を抑える．

○

☐ **425** ブテナフィン塩酸塩は，皮膚糸状菌の細胞膜に作用して，その増殖・生存に必要な物
★ 質の輸送機能を妨げ，その増殖を抑える．

× 皮膚糸状菌の細胞膜を構成する成分の産生を妨げることにより，その増殖を抑える．問いの内
容はシクロピロクスオラミンの説明．

☐ **426** ウンデシレン酸は，患部を酸性にすることで，皮膚糸状菌の発育を抑える．
★

○

☐ **427** ピロールニトリンは，菌の呼吸や代謝を妨げることにより，皮膚糸状菌の増殖を抑える．
★

○

☐ **428** 近年，壮年性脱毛症や円形脱毛症に対し効能・効果があるものが，医薬部外品（育毛
剤，養毛剤）として製造販売されている．

× 壮年性脱毛症等の疾患名を掲げた効能・効果は，医薬品においてのみ認められている．

☐ **429** カルプロニウム塩化物は，末梢組織（適用局所）において抗コリン作用を示し，頭皮
★ の血管を拡張，毛根への血行を促すことによる発毛効果が期待できる．

× アセチルコリンに類似した作用（コリン作用）を示す．

第3章

☐ **430** エストラジオール安息香酸エステルは，男性ホルモンの一種であり，脱毛抑制効果を
★ 期待して用いられる.

× <u>女性ホルモン</u>の一種である.

☐ **431** 頭皮における脂質代謝を高めて，余分な皮脂を取り除く作用を期待して毛髪用薬に用
★ いられる生薬は a. b. どちらか.
a：ヒノキチオール　　　b：カシュウ

b　aのヒノキチオールは，<u>抗菌</u>，<u>血行促進</u>，抗炎症などの作用を期待して用いられる.

☐ **432** チクセツニンジンは，ヒノキ科のタイワンヒノキ，ヒバ等から得られた精油成分で，
血行促進，抗炎症などの作用を期待して用いられる.

× <u>ウコギ科</u>の<u>トチバニンジン</u>の根茎を，通例，湯通ししたものを基原とする生薬であり，血行促
進，抗炎症などの作用を期待して用いられる.

21. 歯痛・歯槽膿漏薬

☐ **433** 歯痛薬は，歯の齲蝕（むし歯）を修復し，歯痛を鎮めることを目的とする.
★
× 歯の齲蝕による歯痛を応急的に鎮めるものであり，<u>齲蝕を修復するものではない</u>.

☐ **434** 歯痛は基本的に歯科診療を受けることが優先され，歯痛薬による対処は最小限にとど
める必要がある.

○

☐ **435** アミノ安息香酸エチルは，齲蝕により露出した歯髄を通っている知覚神経の伝達を遮
★ 断して痛みを鎮める局所麻酔成分である.

○

☐ **436** フェノールや木クレオソートは，齲蝕を生じた部分における細菌の繁殖を抑えること
★ を目的として用いられる.

○

☐ **437** テーカインは，歯の齲蝕に伴う歯髄炎を抑える抗炎症成分である.

× 知覚神経の伝達を遮断して痛みを鎮める<u>局所麻酔成分</u>である.

☐ **438** 歯槽膿漏とは，歯肉炎が重症化して，炎症が歯周組織全体に広がったものである．

    ○

☐ **439** 歯槽膿漏薬には，患部局所に適用する外用薬のほか，内服薬もあるが，内服薬と外用薬を併せて用いることは避けなければならない．

    × 内服の歯槽膿漏薬と外用の歯槽膿漏薬は，併せて用いると効果的である．

☐ **440** イソプロピルメチルフェノールは，歯周組織の炎症を和らげる作用を示す．

    × 殺菌消毒成分であり，歯肉溝での細菌の繁殖を抑える作用がある．

☐ **441** アラントインは，炎症を起こした歯周組織からの出血を抑える作用を示す．
★

    × 組織修復成分であり，炎症を起こした歯周組織の修復を促す作用を示す．

☐ **442** カミツレは，キク科のカミツレの頭花を基原とする生薬で，抗炎症，抗菌などの作用
★ を期待して用いられる．

    ○

☐ **443** リゾチーム塩酸塩は，歯周組織の炎症を和らげる作用を示す．

    ○

☐ **444** フィトナジオン（ビタミンK1）には，歯周組織の血行を促す効果が期待できる．
★

    × 血液の凝固機能を正常に保つ働きがあり，炎症を起こした歯周組織からの出血を抑える作用がある．

☐ **445** 銅クロロフィリンナトリウムには，炎症を起こした歯周組織の修復を促す作用のほか，歯肉炎に伴う口臭を抑える効果も期待できる．

    ○

☐ **446** 歯周病（歯肉炎・歯槽膿漏）は，状態が軽いうちは自己治療が可能とされる．

    ○

第3章

22. 口内炎用薬

☐ **447** 口内炎や舌炎が生じる要因としては，ストレスや睡眠不足が挙げられるが，ウイルス
★ によって生じることはない.

　　× 疱疹ウイルスの口腔内感染によって口内炎や舌炎が生じる場合もある.

☐ **448** 口腔内に適用されるため，ステロイド性抗炎症成分が配合されている場合には，その
含有量によらず長期連用を避ける必要がある.

　　○

☐ **449** ムラサキ科のムラサキの根を基原とする生薬で，組織修復促進，抗菌などの作用を期
★ 待して用いられる生薬はa. b. どちらか.
　　a：キキョウ　　　b：シコン

　　b aのキキョウは，キキョウ科のキキョウの根を基原とする生薬で，痰または痰を伴う咳に用い
　　られる.

☐ **450** 茵蔯蒿湯は，口内炎，湿疹・皮膚炎等に適すとされ，構成生薬にカンゾウとダイオウ
★ を含む.

　　× 構成生薬にダイオウを含むが，カンゾウは含まない.

☐ **451** 口腔咽喉薬，含嗽薬などは，口腔内を清浄にしてから使用することが重要であり，間
隔を置かずに使用することが望ましい.

　　× 口腔咽喉薬，含嗽薬などを使用する場合には，十分な間隔を置くべきである.

☐ **452** 口内炎が再発を繰り返す場合には，ベーチェット病などの可能性が考えられる.

　　○

☐ **453** 一般用医薬品の副作用として口内炎が現れることはない.

　　× 副作用として口内炎が現れることがある.

---

note ベーチェット病：口腔粘膜の潰瘍を初期症状とする全身性の疾患

23. 禁煙補助剤

☐ **454** タバコの煙に含まれるニコチンは，脳の情動を司る部位に働いてリラックス効果などをもたらす.

○

☐ **455** ニコチン置換療法は，喫煙を継続しながら徐々に禁煙補助剤に換えていく方法で，離脱症状の軽減を図りながら，最終的にニコチン摂取をゼロにする方法である.

× ニコチンの摂取方法を喫煙以外に換えて離脱症状の軽減を図る方法であり，喫煙を完全に止めたうえで行う.

☐ **456** 禁煙補助剤には，咀嚼剤とパッチ製剤がある.

○

☐ **457** 咀嚼剤は，菓子のガムのように噛むことで，唾液を多く分泌させながら使用することが望ましい.
★

× 唾液が多く分泌されると，ニコチンが唾液とともに飲み込まれてしまい，口腔粘膜からの吸収が十分なされず，また，吐きけや腹痛等の副作用が現れやすくなるため，ゆっくりと断続的に噛むこととされている.

☐ **458** 禁煙に伴うニコチン離脱症状が現れた場合は，1度に2個の咀嚼剤を摂取し，症状を抑えるとよい.
★

× ニコチン過剰摂取による副作用のおそれがあるため，咀嚼剤は1度に2個以上の使用を避ける必要がある.

☐ **459** 妊娠していると思われる女性や母乳を与える女性は，積極的に禁煙補助剤の使用が推奨される.
★

× 摂取されたニコチンにより胎児又は乳児に影響が生じるおそれがあるため，禁煙補助剤の使用を避ける必要がある.

☐ **460** うつ病と診断されたことのある人では，禁煙時の離脱症状により，うつ症状を悪化させることがあるため，禁煙補助剤の使用を避ける必要がある.
★

○

☐ **461** 非喫煙者では，一般にニコチンに対する耐性がないため，禁煙補助剤を誤って使用すると，吐きけ，めまい，腹痛などの症状が現れやすい.

○

第3章

□ 462 口腔内が酸性になるとニコチンの吸収が増加するため，炭酸飲料など口腔内を酸性に
★   する食品を摂取した後しばらくは使用を避けることとされている.

　　× 口腔内が酸性になるとニコチンの吸収が低下するため，炭酸飲料などを摂取した後しばらくは
　　　 使用を避けることとされている.

□ 463 ニコチンは交感神経系を興奮させる作用を示し，アドレナリン作動成分が配合された
★   医薬品との併用により，その作用を増強させるおそれがある.

　　○

□ 464 禁煙に伴うニコチン離脱症状は，通常，禁煙開始から 1〜2 ヵ月の間に起きることが
　　多い.

　　× 通常，禁煙開始から 1〜2 週間の間に起きることが多い.

□ 465 禁煙を継続させるため，禁煙補助剤は長期間にわたって使用する必要がある.

　　× 禁煙補助剤は長期間にわたって使用されるべきものでなく，添付文書で定められた期限を超え
　　　 る使用は避けるべきである.

24. 滋養強壮保健薬

□ 466 神経痛，筋肉痛，しみ・そばかす等のような特定部位の症状に対する滋養強壮保健薬
　　の効能・効果については，医薬品においてのみ認められている.

　　○

□ 467 カシュウ，ゴオウ，ロクジョウといった生薬成分は医薬部外品においても配合されて
　　いる.

　　× カシュウ，ゴオウ，ゴミシ，ジオウ，ロクジョウ等の生薬成分については，医薬品においての
　　　 み認められている.

□ 468 ビタミンは，体にとって必要な化合物であり，過剰摂取しても過剰症を生じるおそれ
　　はない.

　　× ビタミン A といった脂溶性ビタミンでは，過剰摂取により過剰症を生じるおそれがある.

□ 469 ビタミン A は，夜間視力を維持したり，皮膚や粘膜の機能を正常に保つために重要な
★   栄養素である.

　　○

☐ **470** 妊娠 3 ヵ月前から妊娠 3 ヵ月までの間にビタミン A を 1 日 10000 国際単位以上摂取
★ した妊婦から生まれた新生児において先天異常の割合が上昇したとの報告がある.

　　○

☐ **471** コレカルシフェロールが主薬として配合されたビタミン A 主薬製剤は，夜盲症（とり
目）の症状の緩和に用いられる.

　　× コレカルシフェロールはビタミン D であり，ビタミン A 主薬製剤は，レチノール酢酸エステ
ル等が主薬として配合された製剤である.

☐ **472** ビタミン D は，下垂体や副腎系に作用してホルモン分泌の調節に関与するとされてお
★ り，ときに生理が早く来たり，経血量が多くなったりすることがある.

　　× 腸管でのカルシウム吸収及び尿細管でのカルシウム再吸収を促して，骨の形成を助ける栄養素
である. 問いの内容はビタミン E の説明.

☐ **473** ビタミン E は，体内の脂質を酸化から守り，細胞の活動を助ける栄養素であり，血流
★ を改善させる作用もある.

　　○

☐ **474** ビタミン B1 は，タンパク質の代謝に関与し，皮膚や粘膜の健康維持，神経機能の維
★ 持に重要な栄養素である.

　　× 炭水化物からのエネルギー産生に不可欠な栄養素で，神経の正常な働きを維持する作用があ
る. 問いの内容はビタミン B6 の説明.

☐ **475** チアミン硝化物を主薬とするビタミン B1 主薬製剤は，眼精疲労，脚気の症状の緩和
に用いられる.

　　○

☐ **476** ビタミン B2 は，脂質の代謝に関与し，皮膚や粘膜の機能を正常に保つために重要な
★ 栄養素である.

　　○

☐ **477** ピリドキシン塩酸塩を主薬とするビタミン B2 主薬製剤は，口内炎や手足のしびれの
症状の緩和に用いられる.

　　× ピリドキシン塩酸塩を主薬とするのは，ビタミン B6 主薬製剤である.

□ **478** ビタミンCは，赤血球の形成を助け，また，神経機能を正常に保つために重要な栄養
★ 素である．

　　× 抗酸化作用を示すほか，メラニンの産生を抑える働きもあるとされる．問いの内容はビタミン
　　　B12 の説明．

□ **479** アスコルビン酸を主薬とするビタミンC主薬製剤は，しみ，そばかすによる色素沈着
の症状の緩和や歯ぐきからの出血に用いられる．

　　○

□ **480** システインは，肝臓においてアルコールを分解する酵素の働きを助け，アセトアルデ
★ ヒドと直接反応して代謝を促す働きがあるとされる．

　　○

□ **481** アミノエチルスルホン酸（タウリン）は，肝臓機能を改善する働きがあるとされる．

　　○

□ **482** アスパラギン酸ナトリウムは，骨格筋の疲労の原因となる酢酸の分解を促す働きが期
待できる．

　　× 乳酸の分解を促す働きが期待できる．

□ **483** コンドロイチン硫酸は，髪や爪などに存在するアミノ酸の一種で，皮膚におけるメラ
ニンの生成を抑えるともに，排出を促す働きがあるとされる．

　　× 軟骨組織の主成分で，軟骨成分を形成及び修復する働きがあるとされる．問いの内容はシステ
　　　インの説明．

□ **484** グルクロノラクトンは，米油及び米胚芽油から見出された成分で，抗酸化作用を示す．

　　× 肝臓の働きを助け，肝血流を促進する働きがある．問いの内容はガンマ-オリザノールの説明．

□ **485** 内臓を取り除いたマムシを基原として，強壮，血行促進，強精（性機能の亢進）等の
★ 作用を期待して用いられる生薬はa．b．どちらか．
　　a：ハンピ　　　　b：ジオウ

　　a　bのジオウは，ゴマノハグサ科のアカヤジオウ等の根又はそれを蒸したものを基原とする生薬で，血行を
　　　改善し，血色不良や冷えの症状を緩和するほか，強壮，鎮静，鎮痛等の作用を期待して用いられる．

486 イネ科のハトムギの種皮を除いた種子を基原として，肌荒れやいぼに用いられる生薬
★　はa. b. どちらか.
　　a：タイソウ　　　b：ヨクイニン

　　b　aのタイソウは，クロウメモドキ科のナツメの果実を基原とする生薬で，強壮作用を期待して
　　　用いられる.

487 ヤマノイモ科のヤマノイモ又はナガイモの周皮を除いた根茎（担根体）を基原として，
　　強壮作用を期待して用いられる生薬はa. b. どちらか.
　　a：サンヤク　　　　b：ニンジン

　　a　bのニンジンは，ウコギ科のオタネニンジンの細根を除いた根又はこれを軽く湯通ししたもの
　　　を基原とする生薬で，外界からのストレス刺激に対する抵抗力や新陳代謝を高めるとされる.

488 補中益気湯は，体力虚弱で元気がなく，胃腸の働きが衰えて，疲れやすいものの虚弱
　　体質，疲労倦怠，病後・術後の衰弱等に適すとされる.

　　○

25. 漢方処方製剤・生薬製剤

489 漢方医学は古来に中国から伝わったもので，現代中国で利用されている中医学に基づ
　　く薬剤を漢方薬として使用している.

　　×　中医学に基づく薬剤は，中薬と呼ばれ，漢方薬とは明らかに別物である.

490 漢方薬は，独自の病態認識である「証」に基づいて用いることが，有効性及び安全性
　　を確保するために重要であり，病態認識には虚実，陰陽，気血水，五臓などがある.

　　○

491 漢方処方製剤は作用が穏やかなため，副作用が少ない.

　　×　漢方処方製剤においても，間質性肺炎や肝機能障害のような重篤な副作用が起きることがあ
　　　り，副作用が少ないといった誤った認識は避ける必要がある.

492 黄連解毒湯は，体力中等度以上で，のぼせぎみで顔色赤く，いらいらして落ち着かな
★　い傾向のあるものの鼻出血，胃炎，二日酔い，血の道症，口内炎等に適すとされる.

　　○

☐ **493** 防已黄耆湯は，体力中等度以下で，疲れやすく，汗のかきやすい傾向があるものの肥
★ 満に伴う関節痛，肥満（筋肉にしまりのない，いわゆる水ぶとり）等に適すとされ，
構成生薬としてカンゾウ，マオウ，ダイオウを含む．

　　× 構成生薬としてカンゾウを含むが，マオウ，ダイオウを含まない．カンゾウ，マオウ，ダイオ
　　　ウを含むものとしては，<u>防風通聖散</u> がある．
　　　　　　　　　　　　　　ぼうふうつうしょうさん

☐ **494** 防風通聖散 は，体力中等度以上で，赤ら顔でときにのぼせがあるもののにきび，顔
★ 　　　ぼうふうつうしょうさん
面・頭部の湿疹・皮膚炎，赤鼻（酒さ）に適すとされる．

　　× 体力充実して，腹部に皮下脂肪が多く，<u>便秘</u>がちなものの高血圧や肥満に伴う動悸・肩こり・のぼせ・むく
　　　み・便秘，蓄膿症，湿疹・皮膚炎，ふきでもの，肥満症に適すとされる．問いの内容は <u>清上防風湯</u> の説明．
　　　　　　　　　　　　　　　　　　　　　　　　　　　　　　　　　せいじょうぼうふうとう

☐ **495** 大柴胡湯は，体力が充実して脇腹からみぞおちあたりにかけて苦しく，便秘の傾向が
　　だいさいことう
あるものの胃炎，神経症，肥満症等に適すとされる．

　　　○

☐ **496** 生薬製剤は，個々の有効成分（生薬成分）の薬理作用を主に考えて，それらが相加的
に配合された，西洋医学的な基調の上に立つものである．

　　　○

☐ **497** キンポウゲ科のハナトリカブト又はオクトリカブトの塊根を減毒加工して製したもの
★ を基原として，血液循環を改善する作用，利尿作用，鎮痛作用を示す生薬は a. b. ど
ちらか．
a：サイコ　　　b：ブシ

　　b　aのサイコは，<u>セリ科のミシマサイコ</u>の根を基原とする生薬で，抗炎症，鎮痛等の作用を期待
　　　して用いられる．

☐ **498** マメ科のクズの周皮を除いた根を基原として，解熱，鎮痙等の作用を期待して用いら
★ れる生薬は a. b. どちらか．
a：カッコン　　　b：ショウマ

　　a　bのショウマは，<u>キンポウゲ科のサラシナショウマ</u>等の根茎を基原とする生薬で，発汗，<u>解</u>
　　　<u>熱</u>，解毒，消炎等の作用を期待して用いられる．

☐ **499** ボウフウは，尿量増加（利尿）作用を期待して用いられる．
★
　　× ボウフウは，発汗，<u>解熱</u>，鎮痛，鎮痙等の作用を期待して用いられる．

☐ **500** サルノコシカケ科のマツホドの菌核で，通例，外層をほとんど除いたものを基原とし
★ て，利尿，健胃，鎮静等の作用を期待して用いられる生薬は a. b. どちらか．
a：ブクリョウ　　　b：レンギョウ

　　a　bのレンギョウは，<u>モクセイ科のレンギョウ</u>又はシナレンギョウの果実を基原とする生薬で，
　　　鎮痛，抗菌等の作用を期待して用いられる．

26. 公衆衛生用薬

☐ **501** 一般に，夏は細菌による食中毒が，冬はウイルスによる食中毒が発生することが多いと言われている.

　　○

☐ **502** 滅菌とは，生存する微生物の数を減らすために行われる処置である.
★

　　× 物質中のすべての微生物を殺滅又は除去することである. 問いの内容は殺菌・消毒の説明.

☐ **503** 消毒薬が微生物を死滅させる仕組み及び効果は，殺菌消毒成分の種類，濃度，温度などによって異なり，生息条件が整えば消毒薬の溶液中で生存，増殖する微生物もいる.
★

　　○

☐ **504** 手指又は皮膚のほか，器具等の殺菌・消毒を併せて目的とする製品については，医薬部外品として流通することが認められている.

　　× 医薬品としてのみ製造販売されている.

☐ **505** クレゾール石鹸液原液が皮膚に付着した場合には，刺激性が強いため，直ちに石鹸水
★　と水で洗い流す.

　　○

☐ **506** エタノールのウイルスに対する不活性効果は，イソプロパノールよりも低い.
★

　　× イソプロパノールのウイルスに対する不活性効果は，エタノールよりも低い.

☐ **507** イソプロパノールは，金属腐食性があるとともに，プラスチックやゴム製品を劣化させる.

　　× イソプロパノールではなく，次亜塩素酸ナトリウムやサラシ粉などの塩素系殺菌消毒成分に，金属腐食性やゴム製品等を劣化させる作用がある.

☐ **508** 次亜塩素酸ナトリウムは，強い酸化力により一般細菌類，真菌類，ウイルス全般に対
★　する殺菌消毒作用を示す.

　　○

☐ **509** 酸性の消毒薬が目に入った場合は，アルカリで中和するとよい.
★

　　× 酸をアルカリで中和するといった処置は，状態が悪化するおそれがあるため適切ではない.

□ **510** ジクロルイソシアヌル酸ナトリウムは，プール等の大型設備の殺菌・消毒に用いられ
★ ることが多い．

○

□ **511** 消毒薬を誤って飲み込んだ場合，一般的な家庭における応急処置として，通常は多量
の牛乳などを飲ませる．

○

□ **512** ハエ，ダニ，蚊等の衛生害虫の防除を目的とする殺虫剤・忌避剤は医薬品又は医薬部
外品として，法による規制の対象とされている．

○

□ **513** 忌避剤は人体に直接使用され，虫さされによる痒みや腫れなどの症状を和らげる．

× 蚊やノミ等が人体に取り付いて吸血したり，病原細菌等を媒介するのを防止するものであり，
痒みや腫れなどの症状を和らげる効果はない．

□ **514** ハエの防除の基本は，ウジの防除であり，通常，有機リン系殺虫成分が配合された殺
★ 虫剤が用いられる．

○

□ **515** ボウフラの防除では水系に殺虫剤を投入することになるため，生態系に与える影響を
考慮して適切な使用を行う必要がある．

○

□ **516** ゴキブリの卵は，医薬品の成分が浸透しやすい殻で覆われているため，燻蒸処理によ
★ り，殺虫効果を示す．

× 医薬品の成分が浸透しない殻で覆われているため，殺虫効果を示さない．

□ **517** シラミの種類ごとに寄生対象となる動物が決まっているため，ヒト以外の動物に寄生
するシラミがヒトに寄生して直接的な害を及ぼすことはない．

○

□ **518** シラミは，散髪や洗髪，入浴による物理的方法では防除できないため，医薬品による
★ 防除が必要である．

× 医薬品による方法以外に散髪や洗髪，入浴による物理的方法も有効である．

519 シラミの刺咬による痒みや腫れ等の症状を和らげる目的で，フェノトリンが配合されたシャンプーやてんか粉が用いられる．

× フェノトリンは，殺虫成分であり，痒みや腫れ等の症状を和らげる作用はない．

520
★ トコジラミは，シラミの一種で，体長が比較的大きいので，電気掃除機で吸引することによる駆除も可能である．

× シラミの一種でなくカメムシ目に属する昆虫である．

521 ノミによる保健衛生上の害としては，主に吸血されたときの痒みであるが，元来，ペスト等の病原細菌を媒介する衛生害虫である．

○

522 ケナガコナダニは，吸血による刺咬のため激しい痒みを引き起こし，また，発疹熱などのリケッチア，ペストなどを媒介する．

× ヒトを刺すことはないが，糞や死骸がアレルゲンとなり気管支喘息やアトピー性皮膚炎などを引き起こすことがある．問いの内容はイエダニの説明．

523 殺虫剤使用に当たっては，同じ殺虫成分を長期間連用せず，いくつかの殺虫成分を順番に使用していくことが望ましい．

○

524
★ ジクロルボスやフェニトロチオンは，アセチルコリンを分解する酵素（アセチルコリンエステラーゼ）と可逆的に結合してその働きを阻害する．

× アセチルコリンエステラーゼと不可逆的に結合してその働きを阻害する．

525 有機リン系殺虫成分は，ほ乳類や鳥類に対して毒性が比較的低いが，高濃度又は多量に曝露した場合には，散瞳，呼吸困難等が現れるおそれがある．

× 縮瞳，呼吸困難等が現れるおそれがある．

526
★ ペルメトリンは，ピレスロイド系殺虫成分であり，神経細胞に直接作用して神経伝達を阻害する．

○

第3章

☐ 527 シラミの駆除を目的とする製品において，フェノトリンは，殺虫成分で唯一人体に直接適用されるものである．

　　　○

☐ 528 プロポクスルは，アセチルコリンエステラーゼと可逆的に結合してその働きを阻害するオキサジアゾール系殺虫成分である．

　　　× カーバメイト系殺虫成分である．オキサジアゾール系殺虫成分には，メトキサジアゾンがある．

☐ 529 オルトジクロロベンゼンは，ウジ，ボウフラの防除の目的で使用されている昆虫成長
★ 　　阻害成分である．

　　　× 昆虫成長阻害成分ではなく，有機塩素系殺虫成分である．

☐ 530 メトプレンは，幼虫が十分成長して蛹になるのを抑えているホルモン（幼若ホルモン）
★ 　　に類似した作用を有し，幼虫が蛹になるのを妨げる．

　　　○

☐ 531 ディートは，最も効果的で，効果の持続性も高い忌避成分であるが，6歳未満の小児への使用を避けることとされている．

　　　× 生後6ヵ月未満の乳児への使用を避けることとされている．

☐ 532 燻蒸剤を使用する場合，燻蒸処理が完了するまでの間，部屋を締め切って退出する必要がある．

　　　○

27. 一般用検査薬

☐ 533 体外診断用医薬品とは，専ら疾患の診断に使用されることが目的とされる医薬品のうち，人体に直接使用されるものをいう．

　　　× 人体に直接使用されないものである．

☐ 534 一般用検査薬は，店舗販売業，配置販売業といった医薬品の販売業において取り扱うことが認められていない．

　　　× 薬局又は医薬品の販売業において取り扱うことが認められている．

□ 535 一般用検査薬は，悪性腫瘍，心筋梗塞や遺伝性疾患など重大な疾患の診断にも使用さ
★ れる．

× 重大な疾患の診断に関係するものは一般検査薬の対象外である．

□ 536 検出反応が起こるための最低限の濃度を検出感度（又は検出限界）という．

○

□ 537 擬陽性とは，検体中に存在しているにもかかわらず，検査結果が陰性となった場合の
★ ことである．

× 検体中に存在していないにもかかわらず，検査結果が陽性となった場合のことである．問いの
内容は擬陰性の説明．

□ 538 いかなる検査薬においても擬陰性・擬陽性を完全に排除することは困難である．
★
○

□ 539 尿糖値に異常を生じる要因は，高血糖のみである．

× 腎性糖尿等のように高血糖を伴わない場合もある．

□ 540 腎炎やネフローゼ，尿路結石がある場合は，尿中のタンパク値に異常を生じる場合が
ある．

○

□ 541 尿糖検査の場合，原則として早朝尿（起床直後の尿）を検体とし，激しい運動の直後
★ は避ける必要がある．

× 食後 1～2 時間等，検査薬の使用方法に従って採尿を行う．問いの内容は尿タンパク検査の場
合の説明．

□ 542 尿糖・尿タンパク同時検査の場合，早朝尿（起床直後の尿）を検体とするが，尿糖が
★ 検出された場合には，食後の尿について改めて検査して判断する必要がある．

○

□ 543 採尿する際，出始めの尿では，尿道や外陰部等に付着した細菌や分泌物が混入するこ
★ とがあるため，中間尿を採取して検査することが望ましい．

○

note ネフローゼ：高度のタンパク尿により，低タンパク血症となる腎臓疾患

□ **544** 検査薬の検出する部分を長い間尿に浸していると，検出成分が溶け出してしまい，正
★ 確な検査結果が得られなくなることがある.

○

□ **545** 通常，尿は弱アルカリ性であるが，食事その他の影響で中性〜弱酸性に傾くと，正確
★ な検査結果が得られなくなることがある.

× 通常，尿は弱酸性であるが，中性〜弱アルカリ性に傾くと，正確な検査結果が得られなくなる
ことがある.

□ **546** 妊娠が成立すると，妊婦の脳下垂体からヒト絨毛性性腺刺激ホルモン（hCG）が分泌
され始める.

× 妊娠が成立すると，胎児（受精卵）を取り巻く絨毛細胞から hCG が分泌され始め，やがて尿
中に検出されるようになる.

□ **547** 妊娠検査薬は，妊娠が成立してから 4 週目前後の尿中 hCG 濃度を検出感度としてい
★ る.

○

□ **548** 一般的な妊娠検査薬は，月経予定日が過ぎて概ね 4 週目以降の検査が推奨されてい
★ る.

× 月経予定日が過ぎて概ね 1 週目以降の検査が推奨されている.

□ **549** 妊娠検査薬の検体として，尿が濃すぎると，かえって正確な結果が得られないことも
★ ある.

○

□ **550** 尿中 hCG の検出反応は，尿中のタンパク質や糖の濃度や，温度には影響を受けない.
★
× 高濃度のタンパク尿や糖尿の場合，擬陽性を示すほか，温度によっても影響を受けることがあ
る.

□ **551** 絨毛細胞が腫瘍化している場合や，ホルモン剤を使用している場合には，妊娠してい
★ なくても検査結果が陽性となることがある.

○

□ **552** 妊娠検査薬の結果により，妊娠の有無を断定することができる.

× 妊娠の確定診断には，尿中のホルモン検査だけでなく，専門医による問診や超音波検査などの
結果から総合的に妊娠の成立を見極める必要がある.

薬事関係法規・制度

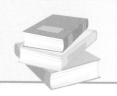

1. 医薬品医療機器等法

☐ **1**
★
医薬品医療機器等法では，医薬品，医薬部外品，健康食品，医療機器及び再生医療等製品に関して，必要な規制がなされている．

　× 健康食品は含まれず，医薬品，医薬部外品，化粧品，医療機器及び再生医療等製品について明記されている．

☐ **2**
★
法第1条において，指定薬物の規制に関する措置を講ずるほか，医療上特にその必要性が高い医薬品，医療機器及び再生医療等製品の研究開発の促進のために必要な措置を講ずることが明記されている．

　○

☐ **3**　登録販売者は，日々最新の情報の入手，自らの研鑽に努める必要がある．

　○

☐ **4**
★
国民は，医薬品の有効性や安全性に関する知識を深めるよう努めなければならない．

　○

☐ **5**
★
販売従事登録の申請者は，販売従事登録申請書を申請者の住所地の都道府県知事に提出しなければならない．

　× 申請者の住所地ではなく，医薬品の販売又は授与に従事する薬局又は医薬品の販売業の店舗の所在地の都道府県知事に提出しなければならない．

☐ **6**　販売従事登録の申請時には，申請者が重篤な基礎疾患があるかないかに関する医師の診断書の提出が必要である．

　× 重篤な基礎疾患ではなく，精神の機能の障害や麻薬，大麻，あへん若しくは覚醒剤の中毒者であるかないかに関する医師の診断書の提出が必要である．

☐ **7**　販売従事登録の申請者が薬局開設者又は医薬品の販売業者でないときは，雇用契約書の写しその他薬局開設者又は医薬品の販売業者の申請者に対する使用関係を証する書類を販売従事登録申請書に添付しなければならない．

　○

□ 8 二以上の都道府県において販売従事登録を受けようと申請した者は，当該申請を行っ
★ たそれぞれの都道府県知事の登録を受けることができる．

× それぞれではなく，いずれか一の都道府県知事の登録のみを受けることができる．

□ 9 販売従事登録の登録事項としては，本籍地都道府県名，氏名，生年月日及び性別のほ
か，登録番号及び登録年月日などがある．

○

□ 10 登録販売者の住所に変更を生じたときは，30 日以内に，その旨を登録を受けた都道
★ 府県知事に届け出なければならない．

× 登録事項に変更を生じたときは，30 日以内に届けなければならないが，住所は登録事項に該
当しない．

□ 11 都道府県知事は，登録販売者が偽りその他不正の手段により販売従事登録を受けたこ
とが判明したときは，登録を消除しなければならない．

○

2．医薬品の定義と範囲

□ 12 日本薬局方に収められている物は全て医薬品である．
★
○

□ 13 医薬品には，人又は動物の疾病の診断，治療以外に予防に使用されるものも含まれる．
★
○

□ 14 機械器具等も医薬品に該当する場合がある．
★
× 機械器具等は医薬品に該当しない．

□ 15 日本薬局方とは，厚生労働大臣が医薬品の性状及び品質の適正を図るため，消費者庁
長官の意見を聴いて，保健医療上重要な医薬品について，必要な規格・基準及び標準
的試験法等を定めたものである．

× 消費者庁長官ではなく，薬事・食品衛生審議会の意見を聴いて，定めたものである．

□ **16** 日本薬局方に収められている医薬品は，全て医療用医薬品である.
★

    × 収載されている医薬品の中には，一般用医薬品として販売されているものもある.

□ **17** 日本薬局方に収められている医薬品であって，その性状，品質が日本薬局方で定める基準に適合しないものは販売してはならない.

    ○

□ **18** 日本薬局方に収められている医薬品については，直接の容器又は直接の被包に「日本薬局方」の文字等が記載されていなければならない.

    ○

□ **19** 検査薬や殺虫剤，器具用消毒薬のように，人の身体に直接使用されないものは医薬品に該当しない.

    × 人の身体に直接使用されないものであっても，医薬品に該当するものがある.

□ **20** 「やせ薬」を標榜したもの等の無承認無許可医薬品は医薬品に含まれない.

    × 無承認無許可医薬品も医薬品に含まれる.

□ **21** 医薬品は，都道府県知事により「製造業」の許可を受けた者でなければ製造をしてはならない.
★

    × 医薬品の「製造業」や「製造販売業」の許可は，厚生労働大臣がおこなう.

□ **22** その全部又は一部が不潔な物質又は変質若しくは変敗した物質から成っている医薬品は販売してはならない.
★

    ○

□ **23** 異物が混入し，又は付着している医薬品は販売してはならない.

    ○

□ **24** 医薬品の容器又は被包は，その医薬品の使用方法を誤らせやすいものであってはならない.

    ○

第4章

□ 25
★
一般用医薬品及び要指導医薬品は，医師の指示によって使用されることを目的として供給される医薬品である．

× 一般用医薬品や要指導医薬品は，薬剤師その他の医薬関係者から提供された情報に基づく<u>需要者の選択</u>により使用されることを目的としている．

□ 26
★
一般用医薬品及び要指導医薬品は，人体に対する作用が著しくないものである．

○

□ 27
要指導医薬品は，厚生労働大臣が薬事・食品衛生審議会の意見を聴いた上で指定するものである．

○

□ 28
★
要指導医薬品は，登録販売者の対面による情報の提供及び薬学的知見に基づく指導が行われることが必要なものである．

× 登録販売者ではなく，<u>薬剤師</u>の対面による情報の提供及び薬学的知見に基づく指導が行われることが必要なものである．

□ 29
★
患者が自己注射や自己採血等を行う医薬品は，要指導医薬品として製造販売されている．

× 一般用医薬品や要指導医薬品は，注射等の<u>侵襲性の高い</u>使用方法が用いられていない．

□ 30
★
一般用医薬品及び要指導医薬品は，あらかじめ定められた用量に基づき，適正使用することによって効果を期待するものである．

○

□ 31
一般用医薬品及び要指導医薬品の効能効果の表現は通常，診断疾患名（例えば，胃炎，胃・十二指腸潰瘍等）で示されている．

× 医療用医薬品では通常，診断疾患名で示されているのに対し，一般用医薬品や要指導医薬品では，<u>一般の生活者が判断できる症状</u>（例えば，胃痛，胸やけ等）で示されている．

□ 32
要指導医薬品は，医師等の診療によらなければ一般に治癒が期待できない疾患（例えば，がん，心臓病等）に対する効能効果が認められていない．

○

□ 33
要指導医薬品は，一般用医薬品として分類が変更されることはない．

× 一定の期間を経過し，薬事・食品衛生審議会において，一般用医薬品として取り扱うことが適切であると認められたものについては，<u>一般用医薬品に分類される</u>．

□ 34 店舗販売業及び配置販売業は，要指導医薬品を販売することができる．

× 配置販売業は一般用医薬品以外の医薬品の販売は認められていない．

□ 35 毒薬とは，毒性が強いものとして厚生労働大臣が薬事・食品衛生審議会の意見を聴いて指定する医薬品をいう．

○

□ 36
★ 毒薬及び劇薬は，毒性，劇性が強いものだけでなく，薬効が期待される摂取量と中毒のおそれがある摂取量が接近しており安全域が狭いため，その取扱いに注意を要するもの等が指定される．

○

□ 37
★ 一般用医薬品及び要指導医薬品で毒薬又は劇薬に該当するものはない．

× 要指導医薬品においては，毒薬又は劇薬に該当するものが一部にある．

□ 38
★ 毒薬を貯蔵，陳列する場所については，かぎを施さなければならない．

○

□ 39
★ 毒薬を収める直接の容器又は被包には，赤地に白枠，白字をもって，当該医薬品の品名及び「毒」の文字が記載されていなければならない．

× 赤地ではなく，黒地に白枠，白字で記載されていなければならない．

□ 40
★ 劇薬を収める直接の容器又は被包には，白地に赤枠，赤字をもって，当該医薬品の品名及び「劇」の文字が記載されていなければならない．

○

□ 41 毒薬又は劇薬を，18歳未満の者その他安全な取扱いに不安のある者に交付することは禁止されている．

× 18歳未満ではなく，14歳未満の者その他安全な取扱いに不安のある者．

□ 42 毒薬又は劇薬を，一般の生活者に対して販売等する際に，譲り受ける者から交付を受ける文書には，譲受人の氏名，生年月日，住所及び職業などの記載が必要とされる．

× 譲受人の生年月日の記載は不要であり，正しくは，品名，数量，使用目的，譲渡年月日，譲受人の氏名，住所及び職業が記入され，署名又は記名押印された文書の交付を受けなければならない．

第4章

☐ 43 店舗管理者が薬剤師でない店舗販売業者は，劇薬を開封して販売することができない.
★
　　　○

☐ 44 生物由来製品は，製品の使用による感染症の発生リスクに着目して指定されている.
★
　　　○

☐ 45 生物由来製品の原材料には，植物に由来するものが含まれる.

　　　×　　人その他の生物に由来するものであるが，植物は含まれない.

☐ 46 現在のところ，生物由来製品として指定された一般用医薬品又は要指導医薬品はない.
★
　　　○

☐ 47 第一類医薬品には，その副作用等により日常生活に支障を来す程度の健康被害が生ず
　　　るおそれがあるすべての一般用医薬品が指定される.

　　　×　　その副作用等により日常生活に支障を来す程度の健康被害が生ずるおそれがある医薬品のうち
　　　　　　その使用に関し特に注意が必要なものとして厚生労働大臣が指定するもの等が該当する.

☐ 48 第二類医薬品のうち，「特別の注意を要するものとして厚生労働大臣が指定するもの」
　　　を「指定第二類医薬品」としている.

　　　○

☐ 49 第三類医薬品は，保健衛生上のリスクがない一般用医薬品であり，副作用等により身
★　　体の変調・不調が起こるおそれはない.

　　　×　　保健衛生上のリスクが比較的低い一般用医薬品であり，副作用等により身体の変調・不調が起
　　　　　　こるおそれはある.

☐ 50 第一類医薬品，第二類医薬品又は第三類医薬品への分類については，安全性に関する
★　　新たな知見や副作用の発生状況等を踏まえ，適宜見直しが図られる.

　　　○

☐ 51 新たに一般用医薬品となった医薬品は，承認後の一定期間，指定第二類医薬品として
　　　扱われる.

　　　×　　承認後の一定期間，第一類医薬品に分類される.

☐ **52** 購入者が一般用医薬品のリスクの程度について判別しやすいよう，各製品の外箱等に，当該医薬品が分類されたリスク区分ごとに定められた事項を記載することが義務づけられている．

○

3. 医薬品の容器・外箱等，添付文書等への記載事項

☐ **53** 医薬品の容器等が小売りのために包装されている場合において，容器等へ記載されている法定表示事項が，外箱等を透かして容易に見ることができないときは，その外箱等にも同様の事項が記載されていなければならない．

○

☐ **54** 法定表示事項として医薬品の直接の容器又は被包には，製造業者等の氏名又は名称及
★ び住所を記載しなければならない．

× 製造業者ではなく，<u>製造販売業者</u>等の氏名又は名称及び住所を記載しなければならない．

☐ **55** 法定表示事項として医薬品の直接の容器又は被包には，製造番号又は製造記号を記載
★ しなければならない．

○

☐ **56** 法定表示事項として医薬品の直接の容器又は被包には，効能又は効果を記載しなけれ
★ ばならない．

× 法定表示事項として，効能又は効果を記載する義務はなく，<u>重量</u>，<u>容量</u>又は個数等の内容量を記載しなければならない．

☐ **57** 法定表示事項として医薬品の直接の容器又は被包には，配置販売品目の一般用医薬品
★ にあっては，「配置専用」の文字を記載しなければならない．

× 「配置専用」を記載する義務はなく，配置販売品目以外の一般用医薬品について，「<u>店舗専用</u>」の文字を記載しなければならない．

☐ **58** 法定表示事項として医薬品の直接の容器又は被包には，第二類医薬品にあっては，枠
★ の中に「2」の数字を記載しなければならない．

× 第二類医薬品ではなく，<u>指定第二類医薬品</u>については，枠の中に「2」の数字を記載しなければならない．

第4章

☐ 59 法第 52 条に基づき，医薬品の添付文書又は容器又は外箱等に，用法用量その他使用及び取扱い上必要な注意等が記載されていなければならない.

○

☐ 60 法定表示事項及び添付文書への記載については，邦文で記載されていなければならな
★ い.

○

☐ 61 医薬品の添付文書や，その容器等又は外箱等への記載については，虚偽又は誤解を招くおそれのある事項を記載してはならない.

○

☐ 62 法定表示事項が記載されていない医薬品を販売した場合，製造販売業者の責任となり，薬局及び医薬品の販売業において罰則が適用されることはない.

× 薬局及び医薬品の販売業においても罰則が適用されるものである.

4. 医薬部外品，化粧品，保健機能食品

☐ 63 あせも，ただれ等の防止のために使用される物（医薬品及び機械器具等でないものに
★ 限る.）であって，人体に対する作用が緩和なものは医薬部外品に該当する.

○

☐ 64 医薬部外品は，効能効果があらかじめ定められた範囲内であって，成分や用法等に照らして人体に対する作用が緩和であることを要件として，医薬品的な効能効果を表示・標榜することが認められている.

○

☐ 65 医薬部外品を，業として販売する場合は，販売業の許可が必要である.
★
× 医薬部外品の販売には許可が必要なく，一般小売店において販売することができる.

☐ 66 医薬部外品を，業として製造販売する場合は，製造販売業の許可が必要である.
★
○

☐ 67 医薬部外品の直接の容器又は直接の被包には, 「医薬部外品」の文字の表示その他定め
★　　られた事項の表示が義務付けられている.

　　　　○

☐ 68 医薬部外品のうち, 衛生害虫類 (ねずみ, はえ等) の防除のため使用される製品群に
　　　は, 直接の容器または直接の被包に「指定医薬部外品」の表示が義務付けられている.

　　　×　衛生害虫類の防除のため使用される製品群は, 「防除用医薬部外品」の表示が義務付けられて
　　　　　いる.

☐ 69 医薬部外品にあっても, 医薬品と同様に, 不良医薬部外品及び不正表示医薬部外品の
　　　販売は禁止されている.

　　　　○

☐ 70 化粧品は, 「人の身体を清潔にし, 美化し, 魅力を増し, 容貌を変え, 又は皮膚若しく
★　　は毛髪を健やかに保つ」の範囲内においてのみ効能効果を表示・標榜することができ
　　　る.

　　　　○

☐ 71 化粧品は, 医薬品的な効能効果を表示・標榜することは一切認められていない.
★
　　　　○

☐ 72 化粧品の効能効果の範囲の 1 つに「日やけによるシミ, ソバカスを防ぐ.」がある.

　　　　○

☐ 73 化粧品においては, どのような場合であっても, 医薬品の成分を配合することは一切
★　　認められていない.

　　　×　添加物として使用されているなど, 薬理作用が期待できない量以下で, 医薬品成分が配合され
　　　　　ている場合がある.

☐ 74 化粧品を, 業として製造販売する場合は, 製造販売業の許可が不要である.
★
　　　×　化粧品を製造販売する場合は, 製造販売業の許可が必要である.

☐ 75 化粧品を, 業として販売する場合は, 販売業の許可が不要である.
★
　　　　○

第4章

□ 76　厚生労働大臣が指定する成分を含有する化粧品を製造販売する場合は，品目ごとの承認を得る必要がある．

　　　○

□ 77　化粧品は，直接の容器又は直接の被包に，「化粧品」の文字の表示が義務付けられている．

　　　×　「化粧品」の文字の表示義務はない．

□ 78　食品衛生法において，食品とは，医薬品，医薬部外品及び化粧品以外のすべての飲食物をいう．

　　　×　食品とは，医薬品，医薬部外品及び再生医療等製品以外のすべての飲食物をいう．

□ 79　食品には，その品質，有効性及び安全性の確保のために必要な規制が行われている．

　　　×　医薬品には，その品質，有効性及び安全性の確保のための規制があるが，食品には，専ら安全性の確保のために必要な規制その他の措置が図られている．

□ 80　外形上，食品として販売されている製品であっても，その成分本質，効能効果の標榜内容等に照らして医薬品とみなされることがある．

　　　○

□ 81　錠剤，カプセル剤，散剤等の形状については，食品である旨が明示されている場合に
★　　限り，当該形状のみをもって医薬品への該当性の判断がなされることはない．

　　　○

□ 82　医薬品に該当する要素として，服用量等の医薬品的な用法用量の記載があること（調理のために使用方法，使用量等を定めている場合を除く）が挙げられる．

　　　○

□ 83　特別用途食品とは，健康増進法に基づく許可又は承認を受け，「特別の用途に適する旨
★　　の表示」をする食品であり，厚生労働大臣の許可等のマークが付されている．

　　　×　厚生労働大臣ではなく，消費者庁の許可等のマークが付されている．

☐ **84** 特定保健用食品とは，健康増進法に基づき，食生活において特定の保健の目的で摂取
をする者に対し，その摂取により当該保健の目的が期待できる旨の表示をする食品で
ある．

○

☐ **85** 特定保健用食品において，特定の保健の用途を表示するときは，個別に生理的機能や
特定の保健機能を示す有効性や安全性等に関する審査を受け，許可又は承認を取得す
ることが必要である．

○

☐ **86**
★ 栄養機能食品は，その食品に含まれる栄養成分の機能表示を行うため，消費者庁長官
の個別の審査を受ける必要がある．

× 栄養機能食品は，消費者庁長官の個別の審査を受けたものではない．

☐ **87**
★ 機能性表示食品は，事業者の責任において，科学的根拠に基づいた機能性を表示し，
販売後に安全性及び機能性の根拠に関する情報などが消費者庁長官へ届け出られたも
のである．

× 販売後ではなく，販売前に届け出られたものである．

☐ **88**
★ 機能性表示食品は，特定保健用食品とは異なり，消費者庁長官の個別の許可を受けた
ものではない．

○

☐ **89** いわゆる健康食品の中には，特定の保健の用途に適する旨の効果等が表示・標榜され
ている場合があり，それらについては，医薬品の効能効果を暗示しているとみなされ
る．

○

☐ **90** 特別用途食品，特定保健用食品，機能性表示食品を総称して「保健機能食品」という．

× 特定保健用食品，栄養機能食品，機能性表示食品を総称して「保健機能食品」という．

5. 許可の種類と許可行為の範囲

☐ **91** 医薬品の販売業の許可は，店舗販売業の許可，配置販売業の許可，卸売販売業の許可
★ の 3 種類に分けられている.

○

☐ **92** 薬局において医薬品を販売する場合には，医薬品の販売業の許可が必要である.
★
× 薬局における医薬品の販売行為は，薬局の業務に付随して行われる行為であるため，医薬品の販売業の許可は必要としない.

☐ **93** 卸売販売業の許可を受けた者は，業として一般の生活者に対して直接医薬品を販売す
★ ることができる.

× 業として一般の生活者に対して直接医薬品の販売等を行うことは認められていない.

☐ **94** 医薬品販売業の許可は，6 年ごとに，その更新を受けなければ，その期間の経過に
★ よって，その効力を失う.

○

☐ **95** 薬局開設者又は店舗販売業者は，配置販売することができる.

× 店舗による販売又は授与以外の方法により販売等してはならず，配置販売することはできない.

☐ **96** 薬局，店舗販売業及び卸売販売業では，あらかじめ医薬品の包装を開封して分割販売
★ することができる.

× あらかじめ開封して分割販売することはできず，特定の購入者の求めに応じて医薬品の包装を開封して分割販売することができる.

☐ **97** 調剤を実施する薬局は，医療提供施設として位置づけられている.

○

☐ **98** 薬局は，厚生労働大臣の許可を受けなければ，開設してはならない.
★
× その所在地の都道府県知事（その所在地が保健所を設置する市又は特別区の区域にある場合においては，市長又は区長）の許可を受けなければ，開設してはならない.

☐ **99** 薬局において，第二類医薬品又は第三類医薬品の販売等に関しては，薬剤師のほかに，登録販売者が購入者等への情報提供や相談対応を行うこともできる.

○

□ **100** 医薬品を取り扱う場所であって，薬局として開設の許可を受けていないものについては，病院又は診療所の調剤所を除き，薬局の名称を付してはならない．

○

□ **101** 薬局開設者が登録販売者であるときは，自ら管理者となることができる．
★

× 薬局開設者が薬剤師でないときは，その薬局で薬事に関する実務に従事する薬剤師のうちから管理者を指定して実地に管理させなければならない．

□ **102** 薬局の開店時間のうち，あらかじめ予定されている定期的な業務によって恒常的に薬剤師が不在となる時間を薬剤師不在時間という．

× 薬剤師不在とは，開店時間のうち，当該薬局において調剤に従事する薬剤師が当該薬局以外の場所でその業務を行うため，やむを得ず，かつ，一時的に不在となる時間のことである．

□ **103** 薬局開設者は，薬剤師不在時間内は，調剤室を閉鎖しなければならない．

○

□ **104** 薬局開設者は，調剤に応じることが出来ない旨等，薬剤師不在時間に係る掲示事項を，当該薬局内の見やすい場所にのみ掲示すればよい．

× 薬剤師不在時間に係る掲示事項を当該薬局内の見やすい場所及び当該薬局の外側の見やすい場所に掲示しなければならない．

□ **105** 薬剤師不在時間内は，薬局の管理を行う薬剤師が，薬剤師不在時間内に当該薬局において勤務している従事者と連絡ができる体制を備えていなければならない．

○

□ **106** 薬剤師不在時間内であっても登録販売者は，第二類医薬品又は第三類医薬品を販売することができる．

○

□ **107** 店舗販売業者は，薬剤師が従事していれば調剤を行うことができる．
★

× 薬剤師が従事していても調剤を行うことができない．

□ **108** 店舗販売業の許可があっても，薬剤師でなければ要指導医薬品及び第一類医薬品を販売することはできない．
★

○

☐ **109** 店舗販売業者は，業務等に従事した経験に関わらず登録販売者を，第二類医薬品又は第三類医薬品を販売し，授与する店舗の店舗管理者とすることができる．

　　× 　店舗販売業等において，過去5年間のうち，一般従事者として薬剤師又は登録販売者の管理及び指導の下に実務に従事した期間又は登録販売者として業務に従事した期間が通算して2年あることが必要である．

☐ **110** 店舗管理者は，その住所地の都道府県知事にあらかじめ届出を行った場合を除き，その店舗以外の場所で業として店舗の管理その他薬事に関する実務に従事する者であってはならない．
★

　　○

☐ **111** 配置販売業の許可は，一般用医薬品を配置により販売又は授与する業務について，配置しようとする区域をその区域に含む都道府県ごとに，その都道府県知事が与える．
★

　　○

☐ **112** 配置販売業は，購入者の居宅に医薬品を預けた際に，その代金を請求できる．
★

　　× 　購入者の居宅に医薬品をあらかじめ預けておき，購入者がこれを使用した後でなければ代金請求権を生じない販売形態である．

☐ **113** 配置販売業は，一般用医薬品のうち経年変化が起こりにくいこと等の基準（配置販売品目基準）に適合するもの以外の医薬品を販売してはならない．
★

　　○

☐ **114** 配置販売業では，医薬品を開封して分割販売することが認められている．

　　× 　医薬品を開封して分割販売することが禁止されている．

☐ **115** 配置販売業者は，薬剤師が配置販売に従事していない場合には，第一類医薬品の販売又は授与を行うことができない．

　　○

☐ **116** 配置販売業者又はその配置員は，医薬品の配置販売に従事しようとするときは，配置販売業者の氏名及び住所，配置販売に従事する者の氏名及び住所並びに区域及びその期間を，あらかじめ，配置販売に従事しようとする区域の都道府県知事に届け出なければならない．
★

　　○

□ 117　配置販売業者又はその配置員は，配置販売に従事しようとする区域の都道府県知事が
★　　発行する身分証明書の交付を受け，かつ，これを携帯しなければ，医薬品の配置販売
　　　に従事してはならない．

　　　　×　配置販売に従事しようとする区域の都道府県知事ではなく，配置販売業者又はその配置員の住
　　　　　　所地の都道府県知事．

6. リスク区分に応じた販売従事者，情報提供及び陳列等

□ 118　要指導医薬品を販売する際は，当該要指導医薬品を購入する者が，使用しようとする
★　　者であることを確認する必要がある．

　　　　○

□ 119　要指導医薬品を販売する際は，他の薬局開設者等からの購入又は譲受けの状況を確認
★　　し，使用のために必要と認められる数量に限り，販売する必要がある．

　　　　○

□ 120　要指導医薬品を購入しようとする者から相談があった場合には，情報の提供又は指導
　　　を行った後に，販売する必要がある．

　　　　○

□ 121　要指導医薬品を販売した際は，販売した薬剤師の氏名，住所を購入者に伝える必要が
★　　ある．

　　　　×　薬剤師の住所は不要であり，要指導医薬品を販売した薬剤師の氏名，当該薬局又は店舗の名称
　　　　　　及び電話番号その他連絡先を購入者に伝える必要がある．

□ 122　第二類医薬品又は第三類医薬品を販売した際は，販売した薬剤師又は登録販売者の氏
　　　名，当該薬局等の名称及び電話番号その他連絡先を，購入者に伝えなくてもよい．

　　　　×　要指導医薬品や第一類医薬品と同様に，購入者に伝える必要がある．

□ 123　店舗販売業者は，要指導医薬品又は第一類医薬品を販売した際，品名や数量，販売し
★　　た日時，購入者の氏名，症状等を書面に記載し，2年間保存しなければならない．

　　　　×　書面には，品名，数量，販売した日時，販売した薬剤師の氏名・情報提供を行った薬剤師の氏
　　　　　　名，医薬品の購入者等が情報提供の内容を理解したことの確認の結果を記載する．

□ 124　店舗販売業者は，第二類医薬品又は第三類医薬品を販売した際，品名や数量等を書面
　　　に記載し，保存するよう努めなければならない．

　　　　○

☐ **125** 薬局開設者又は店舗販売業者は，要指導医薬品を販売する場合には，医薬品の販売に
★ 従事する薬剤師に，対面により，書面を用いて必要な情報を提供させなければならない．

　　○

☐ **126** 薬剤師は，要指導医薬品の情報の提供及び指導を行うに当たって，あらかじめ年齢や
★ 性別，症状，現にかかっている医療機関がある場合は，その医療機関名などの確認が
必要である．

　　× 　年齢や性別，症状，現にかかっている疾病がある場合は，その病名などの確認が必要となる
　　　が，医療機関名を確認する決まりはない．

☐ **127** 要指導医薬品の情報提供の事項には，当該要指導医薬品の名称や，有効成分の名称及
★ びその分量，用法及び用量，効能又は効果などが挙げられる．

　　○

☐ **128** 配置販売業者が，第一類医薬品を配置する場合には，医薬品の配置販売に従事する薬
剤師に，厚生労働省令で定める事項を記載した書面を用いて，必要な情報を提供させ
なければならない．

　　○

☐ **129** 第一類医薬品を販売する際は，購入者から説明を要しない旨の意思の表明があった場
合でも，薬剤師からの情報提供が必ず必要である．

　　× 　購入者から説明を要しない旨の意思の表明があり，薬剤師が，当該第一類医薬品が適正に使用
　　　されると認められると判断した場合には，情報提供しなくてもよい．

☐ **130** 薬局開設者又は店舗販売業者が，第二類医薬品を販売する場合には，薬剤師又は登録
★ 販売者に必要な情報提供をさせるよう努めなければならない．

　　○

☐ **131** 薬局開設者又は店舗販売業者が，第三類医薬品を販売する場合には，薬剤師又は登録
★ 販売者に必要な情報提供をさせるよう努めなければならない．

　　× 　第三類医薬品に関する積極的な情報提供についての法上の規定は特になく，必要な情報提供を
　　　させることが望ましいとされている．

☐ **132** 薬局開設者又は店舗販売業者が，第三類医薬品を販売する際は，購入者側から相談が
★ あった場合であっても，薬剤師又は登録販売者に応答させるよう義務づけられていない．

　　× 　購入者側から相談があった場合には，薬剤師又は登録販売者に必要な情報を提供させなければ
　　　ならない．

☐ **133** 医薬品は他の物と区別して貯蔵し，又は陳列しなければならない．

○

☐ **134**
★ 要指導医薬品は，必ず要指導医薬品陳列区画の内部の陳列設備に陳列しなければならない．

× かぎをかけた陳列設備や，要指導医薬品を購入しようとする者等が直接手の触れられない陳列設備に陳列することもできる．

☐ **135**
★ 要指導医薬品及び一般用医薬品を混在しないように陳列しなければならない．

○

☐ **136** 薬局開設者又は店舗販売業者は，要指導医薬品又は一般用医薬品を販売し，又は授与しない時間は，要指導医薬品又は一般用医薬品を通常陳列し，又は交付する場所を閉鎖しなければならない．

○

☐ **137**
★ 一般用医薬品を陳列する場合は，第一類医薬品，第二類医薬品，第三類医薬品を混在しないように陳列することが望ましい．

× 望ましいではなく，混在しないように陳列しなければならない．

☐ **138**
★ 指定第二類医薬品は，薬局等構造設備規則に規定する「情報提供を行うための設備」から10メートル以内の範囲に陳列しなければならない．

× 例外を除き，「情報提供を行うための設備」から7メートル以内の範囲に陳列しなければならない．

☐ **139** 薬局開設者又は店舗販売業者は，当該薬局又は店舗を利用するために必要な情報を，当該薬局又は店舗の見やすい位置に掲示板で掲示しなければならない．

○

☐ **140** 薬局又は店舗において掲示しなければならない事項としては，勤務する薬剤師又は登録販売者の氏名及び顔写真が必要である．

× 氏名は必要であるが，顔写真は必ずしも必要ではない．

☐ **141** 薬局又は店舗において掲示しなければならない事項として，医薬品による健康被害の救済制度に関する解説が必要である．

○

第4章

☐ 142 特定販売を行う場合は，当該薬局又は店舗以外の場所に貯蔵し，又は陳列している一
★ 般用医薬品又は薬局製造販売医薬品を販売又は授与することができる．

× 特定販売できる医薬品は，当該薬局又は店舗に貯蔵し，又は陳列しているものに限られる．

☐ 143 特定販売を行うことについてインターネットを利用して広告する場合には，特定販売
★ を行う医薬品の使用期限を表示する必要はない．

× 使用期限を表示する必要がある．

☐ 144 特定販売を行うことについてインターネットを利用して広告する場合には，店舗の主
★ 要な外観の写真や，一般用医薬品の陳列の状況を示す写真を表示する必要がある．

○

☐ 145 特定販売を行うことについてインターネットを利用して広告する場合には，都道府県
★ 知事及び厚生労働大臣が容易に閲覧することができるホームページで行う必要がある．

○

☐ 146 特定販売を行う場合，一般用医薬品を購入しようとする者等から，対面による相談応
★ 需の希望があった場合でも，これに代えて，電子メールにより情報提供を行うことが
できる．

× 電子メールではなく，対面又は電話による情報提供が必要である．

☐ 147 薬局開設者が，医薬品の販売業者から医薬品を購入したとき，常時取引関係にある場
合は，医薬品販売業者の氏名又は名称を書面に記載する必要はない．

× 常時取引関係にある場合，住所又は所在地，及び電話番号その他の連絡先を記載する必要はな
いが，氏名又は名称の記載は必要である．

☐ 148 薬局開設者が，医薬品の販売業者から医薬品を購入したとき，常時取引関係にある場
合を除き，医薬品販売業の許可証の写しその他の資料の提示を受けることにより，医
薬品販売業者の住所又は所在地，電話番号その他の連絡先を確認しなければならない．

○

☐ 149 薬局開設者が，医薬品の販売業者から医薬品を購入したとき，医療用医薬品（体外診
断用医薬品を除く．）については，ロット番号（ロットを構成しない医薬品については
製造番号又は製造記号）及び使用の期限を記載しなければならない．

○

□ **150** 濫用等のおそれのある医薬品を購入する者が若年者である場合は，当該者の氏名及び
★ 住所を確認しなければならない．

　　× 若年者である場合は，当該者の氏名及び年齢の確認をしなければならない．

□ **151** 濫用等のおそれのある医薬品を購入する者が，適正な使用のために必要と認められる
数量を超えて当該医薬品を購入ようとする場合は，その理由を確認しなければならな
い．

　　○

□ **152** ブロモバレリル尿素，アリルイソプロピルアセチル尿素，その水和物及びそれらの塩
★ 類を有効成分として含有する製剤は，濫用等のおそれのある医薬品に指定されている．

　　× ブロモバレリル尿素は濫用等のおそれのある医薬品に指定されているが，アリルイソプロピル
　　アセチル尿素は指定されていない．

□ **153** 店舗販売業者は，医薬品を競売に付してはならない．
★
　　○

□ **154** 店舗販売業者は，医薬品の購入の履歴，ホームページの利用の履歴等の情報に基づき，
★ 自動的に特定の医薬品の購入を勧誘する方法により，医薬品を広告することができな
い．

　　○

7. 医薬品販売に関する法令遵守

□ **155** 医薬品の名称，製造方法，効能，効果又は性能に関して，明示的であると暗示的であ
★ るとを問わず，誇大な記事を広告してはならない．

　　○

□ **156** 承認前の医薬品に関しては，名称や効果等を広告することができる．
★
　　× 未承認の医薬品の名称，製造方法，効能，効果又は性能に関する広告は禁止されている．

□ **157** 化粧品について，明示的でなければ，誇大な記事を広告することは禁止されていない．

　　× 医薬品と同様に，化粧品についても，明示的であると暗示的であるとを問わず，誇大な記事を
　　広告することは禁止されている．

第4章

☐ 158 医薬品の誇大広告等の禁止は，広告等の依頼主だけでなく，その広告等に関与するす
★ べての人が対象となる.

○

☐ 159 一般用医薬品の販売広告としては，チラシやダイレクトメール，POP 広告等も含まれる.
★
○

☐ 160 漢方処方製剤等では，しばり表現を省いて広告することは原則として認められていな
★ い.

○

☐ 161 漢方処方製剤の効能効果は，構成生薬の作用を個別に挙げて説明する必要がある.
★
× 構成生薬の作用を個別に挙げて説明することは不適当である.

☐ 162 医療用医薬品と同じ有効成分を含有する一般用医薬品については，医療用医薬品の効
★ 能効果をそのまま標榜することができる.

× 医療用医薬品の効能効果をそのまま標榜することは，承認されている内容を正確に反映した広
告といえない.

☐ 163 医薬品の使用前・使用後に関わらず図面・写真等を掲げる際には，効能効果の保証表
現となるものは認められない.

○

☐ 164 チラシやパンフレット等の同一紙面に，医薬品と，食品，化粧品，雑貨類等の医薬品
ではない製品を併せて掲載すること自体は問題ない.

○

☐ 165 医薬品の販売をする場合，キャラクターグッズ等の景品類を提供することは，一切認
★ められていない.

× 不当景品類及び不当表示防止法の限度内であれば認められる.

☐ 166 医薬品を懸賞や景品として授与することは，原則として認められていない.
★
○

□ **167** 医薬品と他の物品（ガーゼ，包帯等）を組み合わせて販売する場合は，その物品が組み合わせる医薬品の用途に対して補助的な目的を果たす範囲においてのみ認められることがある．

○

□ **168** 効能効果が重複する医薬品を組合わせて販売することは，購入者の利便性のため，推奨されている．

× 効能効果が重複する組合せは，合理性が認められないため，不適当である．

□ **169** 薬局及び店舗販売業において，許可を受けた薬局又は店舗以外の場所に医薬品を貯蔵又は陳列し，そこを拠点として販売に供するような場合は，医薬品医療機器等法の規定に違反するものとして取締りの対象となる．

○

□ **170** 薬局及び医薬品の販売業に関する監視指導に関しては，基本的に薬事監視員が行っている．

○

□ **171**
★ 都道府県知事は，薬事監視員に，医薬品の販売業者が医薬品を業務上取り扱う場所に立ち入り，その構造設備若しくは帳簿書類等を検査，従業員その他の関係者に質問させることができる．

○

□ **172**
★ 都道府県知事は，薬事監視員に，薬局に立ち入り，不良医薬品の疑いのある物品を，全て収去させることができる．

× 不良医薬品の疑いのある物品を，試験のため必要な最少分量に限り，収去させることができる．

□ **173**
★ 薬剤師や登録販売者を含む従業員は，薬事監視員の質問に対して，正当な理由なく答えたくない事項があった場合は，一切，これに答える必要はない．

× 正当な理由なく答弁しなかったり，虚偽の答弁を行った場合には，処罰の対象となる．

□ **174**
★ 都道府県知事等は，医薬品の販売業者に対して，一般用医薬品の販売等を行うための業務体制が基準に適合しなくなった場合において，その業務体制の整備を命ずることができる．

○

第4章

119

□ **175** 都道府県知事等は，店舗販売業の店舗管理者が，管理者として不適当であると認める
★ ときは，店舗管理者に対して，その変更を命ずることができる．

× 店舗管理者に対してではなく，店舗販売業者に対して，その変更を命ずることができる．

□ **176** 都道府県知事等は，薬局開設者又は医薬品の販売業者が禁錮以上の刑に処せられたと
きは，その許可を取り消し，または期間を定めてその業務の全部若しくは一部の停止
を命ずることができる．

○

□ **177** 厚生労働大臣又は都道府県知事等は，医薬品を業務上取り扱う者に対し，不正表示医
薬品等について，廃棄，回収その他公衆衛生上の危険の発生を防止するに足りる措置
を採るべきことを命ずることができる．

○

□ **178** 医薬品等の製造販売業者等が，その医薬品等の使用によって保健衛生上の危害が発生
し，又は拡大するおそれがあることを知った場合であっても，行政庁による命令がな
ければ，これを防止するための必要な措置を講じることはできない．

× 行政庁による命令がなくても，防止するための必要な措置を講じなければならない．

□ **179** 医薬関係者は，医薬品等の製造販売業者等が行う必要な措置の実施に協力するよう努
めなければならない．

○

□ **180** 生活者から行政庁へ寄せられた苦情の内容から，薬事に関する法令違反につながる情
報が見出されることがある．

○

□ **181** 独立行政法人国民生活センターは，生活者へのアドバイスを行っているが，行政庁へ
通報することはない．

× 生活者へのアドバイスのほか，必要に応じて行政庁への通報や問題提起を行っている．

□ **182** 医薬品の販売関係の業界団体・職能団体においては，一般用医薬品の販売に関する苦
情を含めた様々な相談を購入者等から受け付ける窓口を設置し，業界内における自主
的なチェックと自浄的是正を図る取り組みがなされている．

○

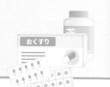

医薬品の適正使用・安全対策

1. 医薬品の適正使用情報① 添付文書

☐ **1** 医薬品は，効能・効果，用法・用量，起こり得る副作用等，その適正な使用のために必要な情報（適正使用情報）を伴って初めて医薬品としての機能を発揮する.

○

☐ **2**
★ 添付文書や製品表示に記載されている適正使用情報は，専門的な表現で記載されており，その内容は一般的・網羅的なものとならざるをえない.

× 添付文書や適正使用情報は，一般の生活者に理解しやすい<u>平易な表現</u>で記載されている.

☐ **3** 医薬品の販売等に従事する専門家が購入者等へ情報提供を行う際は，添付文書に記載された全ての項目を丁寧に説明しなければならない.

× <u>個々の生活者の状況に応じて焦点を絞り</u>，効果的かつ効率的な説明がなされることが重要である.

☐ **4**
★ 医薬品には，それに添付する文書（添付文書）又はその容器若しくは被包に，「用法，用量その他使用及び取扱い上の必要な注意」等の記載が義務づけられている.

○

☐ **5**
★ 医薬品の添付文書の内容は必要に応じて随時改訂されており，重要な内容が変更された場合は，改訂年月を記載するとともに改訂された箇所を明示することとされている.

○

☐ **6** 添付文書は開封時に一度目を通されれば十分である.

× 必要なときに<u>いつでも</u>取り出して読むことができるように<u>保管される</u>必要がある.

☐ **7**
★ 薬効名とは，その医薬品の薬効又は性質が簡潔な分かりやすい表現で示されたもので，販売名に薬効名が含まれているような場合であっても，薬効名は必ず記載されている.

× 販売名に薬効名が含まれているような場合には，薬効名の記載は<u>省略されることがある</u>.

☐ 8 　使用上の注意は，「してはいけないこと」，「相談すること」及び「その他の注意」から
★ 　構成され，適正使用のために重要と考えられる項目が前段に記載されている．

　　　　　○

☐ 9 　「してはいけないこと」には，その医薬品を使用する前に，その適否について専門家
★ 　に相談した上で適切な判断がなされるべきである場合について記載されている．

　　　×　「してはいけないこと」には，守らないと症状が悪化する事項，副作用又は事故等が起こりや
　　　　　すくなる事項について記載されている．

☐ 10 　一般用検査薬では，その検査結果のみで確定診断はできないので，判定が陽性であれ
　　　ば速やかに医師の診断を受ける旨が，「その他の注意」の項に記載されている．

　　　×　「その他の注意」ではなく，「してはいけないこと」に記載されている．

☐ 11 　アレルギーの既往歴，症状や状態，基礎疾患等からみて重篤な副作用を生じる危険性
　　　が特に高いため，使用を避けるべき人については，生活者が自らの判断で認識できる
　　　よう「次の人は使用（服用）しないこと」として記載されている．

　　　　　○

☐ 12 　重篤な副作用として，ショック（アナフィラキシー）や喘息等が掲げられている医薬
★ 　品では，アレルギーの既往歴がある人等は注意して使用することとして添付文書に記
　　　載されている．

　　　×　アレルギーの既往歴がある人等は使用しないこととして記載されている．

☐ 13 　小児が使用した場合に特異的な有害作用のおそれがある成分を含有する医薬品では，
　　　通常，添付文書の「次の人は使用（服用）しないこと」の項に「15 歳未満の小児」
　　　等として記載されている．

　　　　　○

☐ 14 　「本剤を使用（服用）している間は，次の医薬品を使用（服用）しないこと」と記載
　　　されている一般用医薬品を使用する場合は，医療機関から処方された医療用医薬品の
　　　使用を中止する必要がある．

　　　×　医療用医薬品との併用については，「相談すること」の項に記載されており，自己判断で控え
　　　　　ることは適当でない．

☐ 15 　小児に使用される医薬品の場合，小児で通常当てはまらない「服用後，乗物又は機械
★ 　類の運転操作をしないこと」等の注意事項は記載されていない．

　　　×　一般的な注意事項として記載されている．

☐ 16 眠気や異常なまぶしさを引き起こすおそれがある成分が配合された医薬品については，
★ 「服用後，乗物又は機械類の運転操作をしないこと」といった記載がある．

○

☐ 17 摂取されたアルコールによって，医薬品の作用の増強，副作用を生じる危険性の増大
等が予測される場合には，「服用前後は飲酒しないこと」と記載されている．

○

☐ 18 「相談すること」には，その医薬品を使用する前に，相談するべき事項が記載されて
いるが，使用した後に相談するべき事項は記載されていない．

× 副作用と考えられる症状など，医薬品使用後に相談するべき事項の記載もされている．

☐ 19 「相談すること」の項に「妊婦又は妊娠していると思われる人」と記載されている医
薬品については，具体的な悪影響が判明しているものではないが，妊婦における安全
性の評価が困難とされている場合も多い．

○

☐ 20 副作用については，まず一般的な副作用について副作用名ごとに症状が記載され，そ
★ のあとに続けて，まれに発生する重篤な副作用について発現部位別に症状が記載され
ている．

× 一般的な副作用について発現部位別に，重篤な副作用について副作用名ごとに症状が記載され
ている．

☐ 21 発疹や発赤といった一般的な副作用として記載されている症状については，医薬品の
販売等に従事する専門家から購入者に対し，特に説明する必要はない．

× 発疹や発赤などは，重篤な副作用の初期症状である可能性があるため，説明がなされることが
重要である．

☐ 22 重篤な副作用については，入院相当以上の健康被害につながるおそれがあるものであ
り，そうした重大な結果につながることを回避するため，その初期段階において速や
かに医師の診療を受ける必要がある．

○

☐ 23 漢方処方製剤では，ある程度の期間継続して使用されることにより効果が得られると
されているものが多いが，長期連用する場合には，専門家に相談する旨が記載されて
いる．

○

第5章

☐ 24 「その他の注意」には，容認される軽微なものについて「次の症状が現れることがある」として記載されている.

○

☐ 25 一般用医薬品の添付文書において，効能又は効果が，「適応症」と記載されることはない.

× 「適応症」として記載されている場合もある.

☐ 26 用法及び用量の項目では，年齢区分，1回用量，1日の使用回数等について一般の生活者に分かりやすく，表形式で示されるなど工夫して記載されている.

○

☐ 27 成分及び分量の項目では，有効成分の名称及び分量だけでなく，添加物の成分名がすべて記載されている.
★

× 添加物については，「香料」「pH 調整剤」のように用途名で記載されているものもある.

☐ 28 一般用検査薬の添付文書においては，効能又は効果，使用方法，キットの内容及び成分・分量等が記載されている.

× 効能又は効果ではなく，使用目的が記載されている.

☐ 29 病気の予防・症状の改善につながる事項（いわゆる「養生訓」）は，症状の予防・改善につながる事項について一般の生活者に分かりやすく示すために，必ず記載しなければならない.
★

× 必須記載ではない.

☐ 30 シロップ剤は変質しやすいため，開封後は冷凍庫内に保管されるのが望ましい.
★

× 冷凍庫ではなく，冷蔵庫.

☐ 31 錠剤，カプセル剤，散剤は，取り出したときに室温との急な温度差で湿気を帯びるおそれがあるため，冷蔵庫内での保管は不適当である.
★

○

☐ **32** 医薬品を別の容器へ移し替えると，日時が経過して中身がどんな医薬品であったか分からなくなってしまうことがあり，誤用の原因となるおそれがある．

　　○

☐ **33**
★ 点眼薬は，開封後長期間保存すると変質するおそれがあるため，家族間で共用し，できる限り早目に使い切ることが重要である．

　　× 点眼液に細菌汚染があった場合に，別の使用者に感染するおそれがあるため，他の人と共用してはいけない．

☐ **34** 医薬品の添付文書には，製造販売業者の許可番号及び許可年月日が記載されている．

　　× 許可番号及び許可年月日ではなく，製造販売業者の名称及び所在地が記載されている．

2. 医薬品の適正使用情報②　製品表示・安全性情報

☐ **35**
★ 購入者における適切な医薬品の選択に資するため，添付文書の内容のうち，効能・効果，用法・用量等については，外箱等にも記載されている．

　　○

☐ **36**
★ 製品表示として，1回服用量中 10 mL を超えるアルコールを含有する内服液剤（滋養強壮を目的とするもの）については，アルコールを含有する旨及びその分量が記載されている．

　　× 1回服用量中 10 mL ではなく，1回服用量中 0.1 mL．

☐ **37** 「保管及び取扱い上の注意」の項目のうち，医薬品の保管に関する事項については，購入者が製品を開封して添付文書に目を通すことが重要であるため，その容器や包装には記載されていない．

　　× 添付文書を見なくても適切な保管がなされるよう，その容器や包装にも，保管に関する注意事項が記載されている．

☐ **38**
★ 使用期限の表示については，適切な保存条件の下で製造後 3 年を超えて性状及び品質が安定であることが確認されている医薬品において法的な表示義務はない．

　　○

☐ **39**
★ 配置販売される医薬品では，使用期限の代わりに「消費期限」として記載される．

　　× 「消費期限」ではなく，「配置期限」．

☐ **40** 可燃性ガスを噴射剤としているエアゾール製品や消毒用アルコール等，危険物に該当
★ する製品は，消防法に基づき「火気厳禁」等の表示がなされている．

○

☐ **41** エアゾール製品については，高圧ガス保安法に基づく注意事項が，その容器に表示さ
★ れるよう義務づけられているが，添付文書においても「用法及び用量」として記載さ
れている．

× 「用法及び用量」ではなく，「保管及び取扱い上の注意」．

☐ **42** 緊急安全性情報は，医薬品，医療機器又は医薬部外品について緊急かつ重大な注意喚
★ 起や使用制限に係る対策が必要な状況にある場合に作成される．

× 医薬部外品ではなく，再生医療等製品．

☐ **43** 緊急安全性情報は，一般用医薬品についても発出されたことがある．
★
○

☐ **44** 緊急安全性情報は，厚生労働省からの命令，指示により作成されるものであって，製
造販売業者の自主決定により作成されることはない．

× 製造販売業者の自主決定により作成されることもある．

☐ **45** 緊急安全性情報は，製造販売業者から医療機関や薬局等への直接配布やファックス，
電子メール等により，1ヵ月以内に情報伝達される．

○

☐ **46** 安全性速報は，A4サイズの青色地の印刷物で，ブルーレターとも呼ばれる．
★
○

☐ **47** 厚生労働省は，医薬品，医療機器等による重要な副作用，不具合等に関する情報をと
りまとめ，「医薬品・医療機器等安全性情報」として，一般の生活者向けに情報提供を
行っている．

× 一般の生活者向けではなく，医薬関係者向け．

☐ **48**
★ 総合機構のホームページでは，医薬品の承認情報，医薬品等の製品回収に関する情報及び患者向医薬品ガイド・くすりのしおりが掲載されている．

○

☐ **49** 総合機構のホームページでは，一般用医薬品・要指導医薬品の添付文書情報や，新たに許可を取得した医薬品製造販売業者の情報が掲載されている．

× 新たに許可を取得した医薬品製造販売業者の情報については，掲載されていない．

☐ **50**
★ 医薬品医療機器情報配信サービス（PMDA メディナビ）は，医薬関係者専用のサービスである．

× PMDA メディナビは誰でも利用可能．

☐ **51** 登録販売者は，製造販売業者等から提供される情報の活用その他必要な情報の収集，検討及び利用を行うことに努めなければならない．

○

3. 医薬品の安全対策

☐ **52** サリドマイド薬害事件を契機として，WHO 国際医薬品モニタリング制度を確立することにつながった．

○

☐ **53** 医薬品・医療機器等安全性情報報告制度は，医薬関係者からの情報を広く収集することによって，医薬品の安全対策のより着実な実施を図ることを目的としている．

○

☐ **54**
★ 医薬品の副作用等によるものと疑われる健康被害が発生した場合，医薬関係者は，いかなる場合であっても，その旨を厚生労働大臣に報告しなければならない．

× 保健衛生上の危害の発生又は拡大を防止するため必要があると認めるときは，報告が必要である．

☐ **55**
★ 医薬品・医療機器等安全性情報報告制度に基づく報告を行う医薬関係者には，登録販売者が含まれる．

○

第5章

□ **56** 医薬品・医療機器等安全性情報報告制度に基づく報告は，実務上，報告書を薬事・食品衛生審議会に提出することとされている.

　× 薬事・食品衛生審議会ではなく，総合機構に提出.

□ **57** 企業からの副作用等の報告制度では，製造販売業者は，その製造販売をし，又は承認を受けた医薬品について，その副作用等によるものと疑われる健康被害の発生を知ったときは，その旨を定められた期限までに厚生労働大臣に報告することが義務づけられている.

　○

□ **58** 企業からの副作用等の報告制度において，医薬関係者は，製造販売業者等が行う情報収集に協力するよう努めなければならない.

　○

□ **59** 企業からの副作用等の報告において，医薬品によるものと疑われる副作用症例のうち，使用上の注意から予測できないもので，死亡に至った事例に関しては，15 日以内に報告することとされている.

　○

□ **60** 企業からの副作用等の報告において，医薬品によるものと疑われる感染症症例の発生のうち，使用上の注意から予測できるもので，重篤（死亡を含む）な事例に関しては，30 日以内に報告することとされている.

　× 30 日以内ではなく，15 日以内.

□ **61** 企業からの副作用等の報告において，副作用症例・感染症の発生傾向が著しく変化したことを示す研究報告に関しては，15 日以内に報告することとされている.

　× 15 日以内ではなく，30 日以内.

□ **62** 既存の医薬品と明らかに異なる有効成分が配合された一般用医薬品については，5 年を超えない範囲で厚生労働大臣が承認時に定める一定期間，承認後の使用成績等を製造販売業者等が集積し，提出する制度（再審査制度）が適用される.

　× 5 年を超えない範囲ではなく，10 年を超えない範囲（概ね 8 年）.

63 医療用医薬品で使用されていた有効成分を一般用医薬品で初めて配合したものについては，承認条件として承認後の一定期間（概ね3年），安全性に関する調査及び調査結果の報告が求められている．

○

64 収集された副作用等の情報は，その医薬品の製造販売業者等において評価・検討され，必要な安全対策が図られる．

○

65 各制度により集められた副作用情報については，薬事・食品衛生審議会において専門委員の意見を聴きながら調査検討が行われ，その結果に基づき，厚生労働大臣は，総合機構の意見を聴いて，安全対策上必要な行政措置を講じている．

× 総合機構において専門委員の意見を聴きながら調査検討が行われ，その結果に基づき，厚生労働大臣は，薬事・食品衛生審議会の意見を聴いて，安全対策上必要な行政措置を講じている．

66
★ 医薬品・医療機器等安全性情報報告制度では，医薬品との因果関係が明確な健康被害のみ報告することとなっている．

× 医薬品との因果関係が必ずしも明確でない場合であっても報告の対象となり得る．

67
★ 医薬品・医療機器等安全性情報報告制度では，医薬部外品又は化粧品による健康被害についても，自発的な情報協力が要請されている．

○

68
★ 医薬品・医療機器等安全性情報報告制度では，医薬品の過量使用や誤用等によるものと思われる健康被害について報告する必要がない．

× 安全対策上必要があると認めるときは，報告する必要がある．

69
★ 医薬品安全性情報報告書の様式は，医学・薬学関係の専門誌等にも掲載されており，報告にあたっては，様式の記入欄すべてに記入が必要である．

× すべてに記入する必要はなく，購入者等から把握可能な範囲で報告がなされればよい．

70
★ 複数の専門家が医薬品の販売等に携わった場合は，当該薬局又は医薬品の販売業において販売等された医薬品の副作用によると疑われる健康被害の情報に直接接した専門家1名から報告書が提出されれば十分である．

○

第5章

医薬品・医療機器等安全性情報報告制度では，報告期限は特に定められていない．

○

4. 医薬品の副作用等による健康被害の救済と安全対策

□ 72 医薬品副作用被害救済制度は，医薬品を適正に使用したにもかかわらず発生した副作用による被害者の迅速な救済を図ることを目的とした，製薬企業の社会的責任に基づく公的制度である．

○

□ 73 医薬品副作用被害救済制度は，診察した医師が，総合機構に対して給付請求を行うこ
★ とになっている．

× 健康被害を受けた<u>本人（又は家族）</u>が給付請求を行う．

□ 74 医薬品副作用被害救済制度は，生物由来製品を適正に使用したにもかかわらず，それを介して生じた感染等による疾病，障害又は死亡についても対象である．

× 生物由来製品を介した感染に関する救済は，<u>生物由来製品感染等被害救済制度</u>の対象となる．

□ 75 医薬品副作用被害救済制度の救済給付業務に必要な費用のうち，給付費については，
★ 国庫補助により賄われている．

× 給付費については，<u>製造販売業者</u>から年度ごとに納付される拠出金が充てられる．

□ 76 給付の種類によっては請求期限が定められており，その期限を過ぎた分については請求できないので注意する必要がある．

○

□ 77 医療費の給付は，医薬品の副作用による疾病の治療に要した費用を定額補償するもの
★ である．

× 医療費の給付は，治療に要した費用の<u>自己負担分</u>を<u>実費補償</u>するものである．

□ 78 障害年金や，障害児養育年金には，請求期限がない．
★
○

☐ **79** 障害児養育年金は，医薬品の副作用により一定程度の障害の状態にある 18 歳未満の
★ 人に対して給付される．

　　× 本人ではなく，障害の状態にある 18 歳未満の人を養育する人に対し給付される．

☐ **80** 遺族年金は，生計維持者以外の人が医薬品の副作用により死亡した場合に，その遺族
に対する見舞等を目的として給付されるものである．

　　× 生計維持者が医薬品の副作用により死亡した場合に，その遺族の生活の立て直し等を目的とし
て給付されるものである．

☐ **81** 救済給付の対象としては，入院治療が行われた場合に限る．
★
　　× 入院治療が行われた場合に限らず，入院治療が必要と認められる場合であって，やむをえず自
宅療養を行った場合も含まれる．

☐ **82** 要指導医薬品又は一般用医薬品において，殺虫剤・殺鼠剤，人体に直接使用する殺菌
★ 消毒剤，一般用検査薬は救済制度の対象とならない．

　　× 人体に直接使用する殺菌消毒剤については救済制度の対象である．

☐ **83** 製品不良など，製薬企業に損害賠償責任がある場合や，個人輸入により入手された医
薬品は救済制度の対象とならない．

　　○

☐ **84** 要指導医薬品又は一般用医薬品の使用による副作用被害への救済給付の請求に当たっ
ては，その医薬品を販売等した薬局開設者，医薬品の販売業者の作成した販売証明書
等が必要となる．

　　○

☐ **85** 医薬品 PL センターは，日本製薬団体連合会において，製造物責任法（PL 法）の施行
と同時に開設された．

　　○

☐ **86** 医薬品 PL センターは，消費者が，医薬品又は医薬部外品に関する苦情について，製
造販売元の企業と交渉するに当たって，消費者側の立場で申立ての相談を受け付けて
いる．

　　× 消費者側の立場ではなく，公平・中立な立場．

第5章

☐ **87** 医薬品 PL センターは，裁判により迅速な解決に導くことを目的としている．

　　× 　裁判によらずに迅速な解決に導くことを目的としている．

☐ **88**
★ アンプル剤は他の剤形（錠剤，散剤等）に比べて吸収が速く，血中濃度が急速に高値に達するため，通常用量でも副作用を生じやすいことが確認されたことから，1965年，厚生省（当時）より関係製薬企業に対し，アンプル入りかぜ薬製品の回収が要請された．

　　○

☐ **89**
★ 小柴胡湯（しょうさいことう）とインターフェロン製剤の併用例による慢性肝炎が報告されたことから，小柴胡湯（しょうさいことう）についてインターフェロン製剤との併用を禁忌とする旨の使用上の注意の改訂がなされた．

　　× 　慢性肝炎ではなく，間質性肺炎．

☐ **90**
★ 一般用かぜ薬の使用によると疑われる間質性肺炎の発生事例が報告されたことを受けて，厚生労働省は，関係製薬企業等に対して，緊急安全性情報の配布を指示した．

　　× 　緊急安全性情報の配布ではなく，一般用かぜ薬全般について使用上の注意の改訂を指示した．

☐ **91**
★ 塩酸フェニルプロパノールアミンが配合された一般用医薬品による脳出血等の副作用症例が複数報告されたことから，使用上の注意の改訂や代替成分としてプソイドエフェドリン塩酸塩等への切替えがなされた．

　　○

☐ **92** 「6・26 国際麻薬乱用撲滅デー」を広く普及し，薬物乱用防止を一層推進するため，毎年 6 月 20 日～7 月 19 日までの 1ヵ月間，「ダメ．ゼッタイ．」普及運動が実施されている．

　　○

☐ **93** 青少年では，薬物乱用の危険性に関する認識や理解が必ずしも十分でなく，好奇心から身近に入手できる薬物を興味本位で乱用することがある．

　　○

5.「してはいけないこと」

☐ **94**
★ ぜんそくを起こしたことがある人は，喘息発作を誘発するおそれがあるためインドメタシンが配合された外用鎮痛消炎薬を使用しないこととされている.

○

☐ **95**
★ 牛乳によるアレルギー症状を起こしたことがある人は，乳製カゼインを由来としているリゾチーム塩酸塩を使用しないこととされている.

× リゾチーム塩酸塩ではなく，<u>タンニン酸アルブミン</u>や<u>カゼイン</u>等.

☐ **96** 胃酸過多の症状がある人は，胃液の分泌を亢進し，症状を悪化させるおそれがあるため，ヒマシ油が配合された瀉下薬を使用しないこととされている.

× ヒマシ油が配合された瀉下薬ではなく，<u>カフェイン</u>を含む成分を主薬とする眠気防止薬.

☐ **97** 患部が化膿している人は，細菌等の感染に対する抵抗力を弱めて，感染を増悪させる可能性があるためステロイド性抗炎症成分が配合された外用薬を使用しないこととされている.

○

☐ **98**
★ プソイドエフェドリン塩酸塩は，心臓病や高血圧，甲状腺機能障害，糖尿病の診断を受けた人に使用しないこととされている.

○

☐ **99**
★ 芍薬甘草湯は，高血圧の診断を受けた人に使用しないこととされている.

× 高血圧ではなく，<u>心臓病</u>.

☐ **100** 不眠症の診断を受けた人は，抗ヒスタミン成分を主薬とする催眠鎮静薬を使用しないこととされている.

○

☐ **101**
★ スクラルファートや合成ヒドロタルサイト等のマグネシウムを含む成分が配合された胃腸薬は，透析療法を受けている人に使用しないこととされている.

× マグネシウムを含む成分ではなく，<u>アルミニウム</u>を含む成分.

第5章

□ 102 アスピリンやロペラミド，ヒマシ油は，いずれも 15 歳未満の小児に使用しないこと
★　とされている．

　　　× 　ヒマシ油については，3 歳未満の小児に使用しないこととされている．

□ 103 アミノ安息香酸エチルは，メトヘモグロビン血症を起こすおそれがあるため 6 歳未満
★　の小児に使用しないこととされている．

　　　○

□ 104 オキセサゼインは，15 歳未満の小児のほか，妊婦又は妊娠していると思われる人も
　　使用しないこととされている．

　　　○

□ 105 妊娠期間の延長や分娩時出血の増加等のおそれがあるため，イソプロピルアンチピリ
★　ンは出産予定日 12 週以内の妊婦に使用しないこととされている．

　　　× 　イソプロピルアンチピリンではなく，アスピリンや，アスピリンアルミニウム，イブプロフェ
　　　　　ン．

□ 106 センノシドが配分された内服薬は，乳児に下痢を起こすおそれがあるため，授乳中の
　　人は本剤を服用しないか，本剤を服用する場合は授乳を避けることとされている．

　　　○

□ 107 ジフェンヒドラミン塩酸塩や，コデインリン酸塩水和物，ブロモバレリル尿素はいず
★　れも眠気が懸念されるため服用後，乗物又は機械類の運転操作をしないこととされて
　　いる．

　　　○

□ 108 次硝酸ビスマス等のビスマスを含む成分は，使用の中断により下痢症状が現れること
★　があるため，急な使用の中止は避けることとされている．

　　　× 　海外において，長期連用した場合に精神神経症状が現れたとの報告があるため，1 週間以上継
　　　　　続して服用しないこととされている．

□ 109 ステロイド性抗炎症成分が配合された坐剤は，含量によらず長期連用しないこととさ
　　れている．

　　　○

☐ **110** カルメロースナトリウムなどの刺激性瀉下成分が配合された瀉下剤は，腸管粘膜への刺激が大きくなり，腸管粘膜に炎症を生じるおそれがあるため，大量に使用しないこととされている.

    × カルメロースナトリウムは膨潤性瀉下成分であり，正しくは，センナやビサコジルなどの刺激性瀉下成分.

6. 「相談すること」

☐ **111** アスピリンやイブプロフェン，アセトアミノフェンなどが配合されたかぜ薬の「相談
★   すること」の項には，「妊婦又は妊娠していると思われる人」と記載されている.

    ○

☐ **112** 「相談すること」の項に「授乳中の人」と記載されている成分としては，エストラジ
★   オールやカフェイン，コデインリン酸塩水和物などがある.

    × コデインリン酸塩水和物については，コデインが母乳へ移行し，乳児がモルヒネ中毒を生じたとの報告があるため「してはいけないこと」として記載されている.

☐ **113** 高齢者が，グリセリンが配合された浣腸薬を使用する際は，効き目が強すぎたり，副作用が現れやすいため，相談することとされている.

    ○

☐ **114** 発熱している小児が，テオフィリンを使用する際は，けいれんを誘発するおそれがあ
★   るため，相談することとされている.

    ○

☐ **115** むくみの症状がある人が，ピペラジンを含む成分を使用する際は，偽アルドステロン症の発症のおそれが特にあるとされ相談することとされている.

    × ピペラジンを含む成分ではなく，グリチルリチン酸を含む成分.

☐ **116** ジプロフィリンが配合された医薬品の「相談すること」の項には，「次の診断を受けた人」として，血液凝固異常が記載されている.

    × 血液凝固異常ではなく，てんかんや甲状腺機能障害等.

☐ **117** 胃・十二指腸潰瘍の診断を受けた人が，小柴胡湯を使用する際は，間質性肺炎の副作
★   用が現れやすいため，相談することとされている.

    × 胃・十二指腸潰瘍ではなく，肝臓病.

第5章

□ 118 肝臓病の診断を受けた人が，サントニンを使用する際は，肝機能障害が悪化するおそれがあるため，相談することとされている．

○

□ 119 ポビドンヨードが配合された口腔咽喉薬の「相談すること」の項には，「次の診断を受
★ けた人」として，甲状腺疾患が記載されている．

○

□ 120 硫酸ナトリウムは，血液中の電解質のバランスが損なわれ，心臓の負担が増加し，心臓病を悪化させるおそれがあるため，心臓病の診断を受けた人は相談することとされている．

○

□ 121 糖尿病の診断を受けた人は，鼻炎用点鼻薬の使用について相談することとされているが，これは鼻炎用点鼻薬が血糖値を低下させる作用を有するためである．

× 鼻炎用点鼻薬のアドレナリン作動成分により，肝臓でグリコーゲンを分解して血糖値を上昇させる作用がある．

□ 122 「相談すること」の項に「緑内障」と記載されている成分としては，ジフェンヒドラ
★ ミン塩酸塩や，スコポラミン臭化水素酸塩水和物，パパベリン塩酸塩などがある．

○

□ 123 トラネキサム酸により出血傾向が増悪するおそれがあるため，血液凝固異常の診断を
★ 受けた人は，相談することとされている．

× トラネキサム酸により，生じた血栓が分解されにくくなるため，血栓のある人や血栓症を起こすおそれのある人は相談することとされている．

□ 124 全身性エリテトマトーデスや混合性結合組織病の診断を受けた人が，イブプロフェンを使用する際は，無菌性髄膜炎の副作用を起こしやすいため，相談することとされている．

○

おわりに

　全1,118問の問題を解いてみて手応えはいかがでしょうか.
簡単に解ける問題もあれば，正答出来なかった問題もあるかと思います．本書は
繰り返し学習して頂くことを前提に作成していますので，理解が不十分な箇所に
ついては参考書などで再度学習のうえ，本書の問題に再挑戦してみてください.

　なお，姉妹書の「ゼロから完全攻略！登録販売者　独学テキスト」では，Web上
で模擬試験問題を公開しています.

　参考書や本書にて学習を進め自信がついてきた際には，過去の試験問題を実施
してみることもお勧めです.

　皆様の合格をお祈りしております.

　2021年3月

吉　川　泰　紀

編者紹介

吉川泰紀（よしかわ・やすき）

薬剤師．メディカルライフデザイン（https://medical-lifedesign.net/）を運営．
1984年 東京都生まれ．2007年 九州保健福祉大学薬学部卒業．2015年 順天堂大学大学院医科学修士課程修了．

大学卒業後は順天堂大学附属順天堂医院にて，臨床の薬剤師として勤務．調剤，抗がん剤・注射剤の調製，病棟における服薬管理指導など包括的な薬剤師業務のほか，新人薬剤師への教育を担当．その傍らで，同大学院の医科学修士課程にて医学知識を深める．

大学院卒業後，主に ICU・手術室における薬剤師業務とともにリスクマネージメント業務を担当し，その後退職．

現在，「登録販売者試験対策サイト メディカルライフデザイン」を立ち上げ，ホームページ上で登録販売者試験の内容や試験問題を解説するほか，医薬経済社にて主に MR 向けのコラムを執筆中．

独学 登録販売者 ○×一問一答

2021 年 5 月 1 日　1 版 1 刷　　　　　　　　©2021

編　者
<ruby>吉<rt>よし</rt>川<rt>かわ</rt>泰<rt>やす</rt>紀<rt>き</rt></ruby>
吉川泰紀

発行者
株式会社 南山堂　代表者 鈴木幹太
〒 113-0034　東京都文京区湯島 4-1-11
TEL 代表 03-5689-7850　www.nanzando.com

ISBN 978-4-525-70761-3